華志文化
U0067949

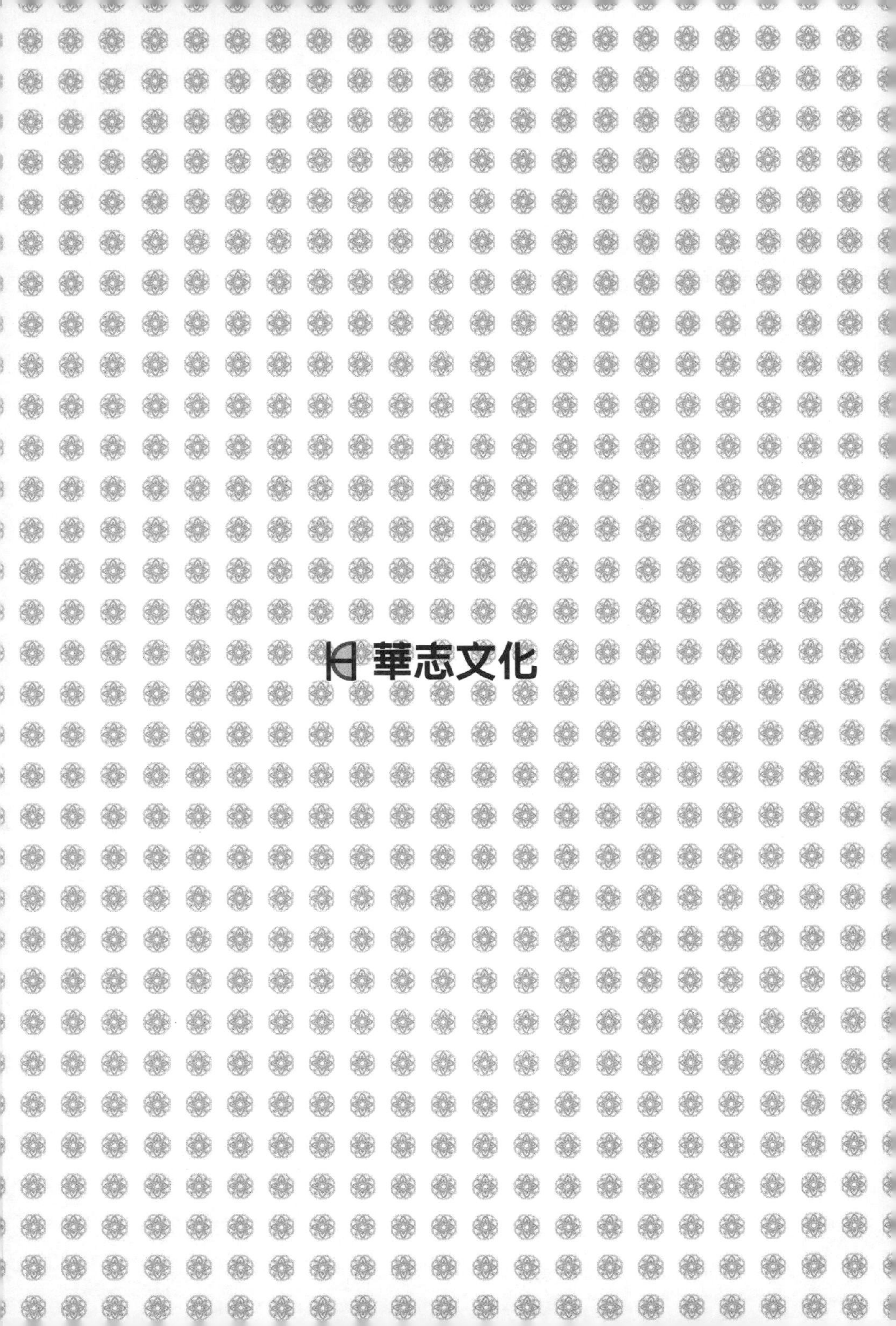
華志文化

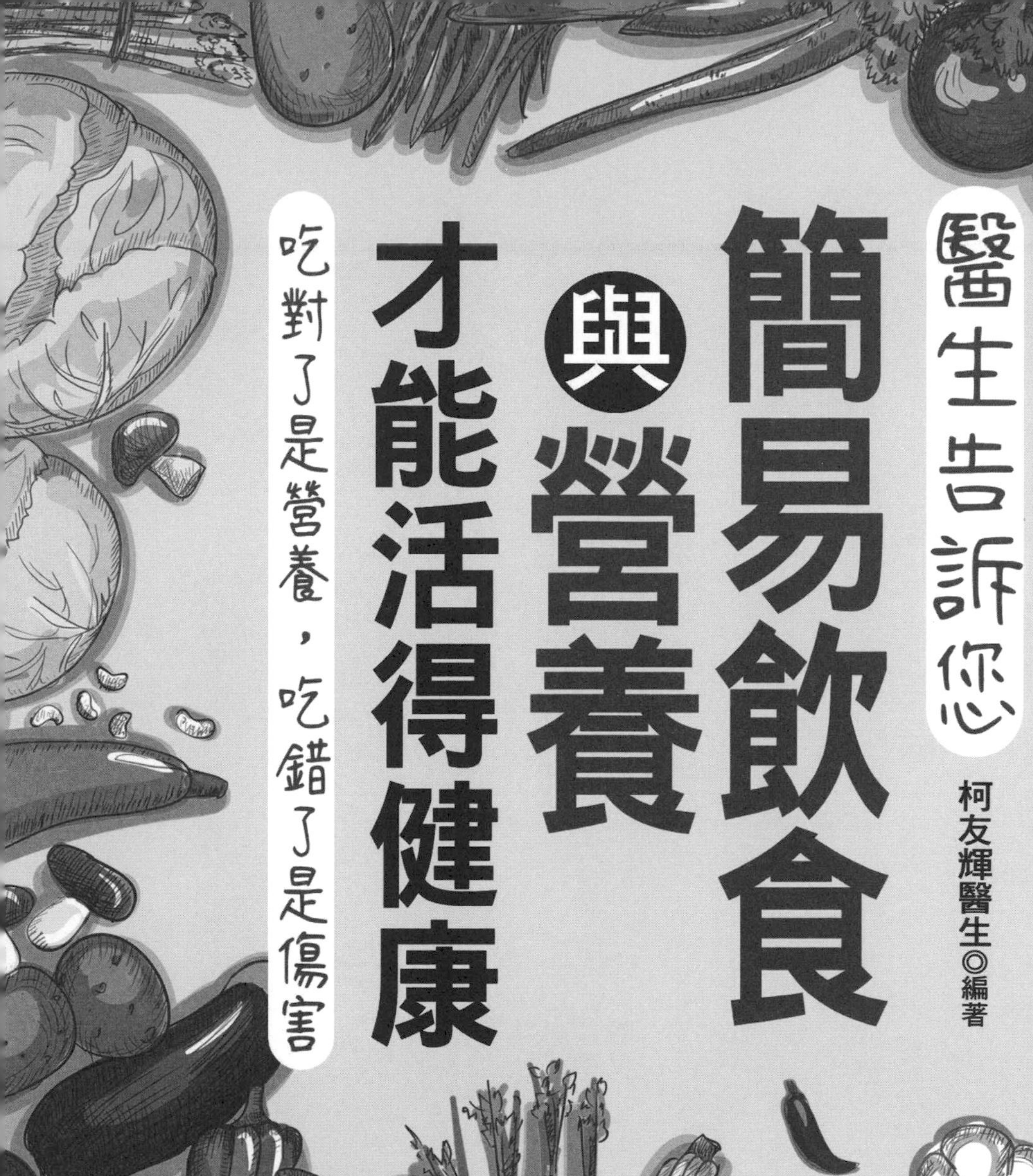

營養是保證人體健康的物質基礎的功能組織，正常代謝都依賴於必需的營養。

營養是健康之本，沒有營養就沒有健康；營養不良或營養過剩，都會導致疾病叢生。日食三餐，營養至關重要。合理地攝取營養、科學的飲食習慣，對養生具有重要意義。

前言／醫生告訴您：簡易飲食與營養才能活得健康

營養是保證人體健康的物質基礎，的功能和組織的正常代謝都依賴於必需的營養。營養是健康之本，沒有營養就沒有健康；營養不良或營養過剩，都會導致疾病叢生。日食三餐，營養至關重要。合理地攝取營養、科學的飲食習慣，對養生具有重要意義。

日常生活中，由於對食材和烹飪方法的不理解，人們的很多吃法並不合適。正所謂「吃對了是營養，吃錯了是傷害」。一些不當的飲食習慣，會在不知不覺中損害人們的健康；一些不正確的飲食方式或方法，會引起身體不適，甚至可能會危及生命。因此，普及科學飲食極為必要。

更新了飲食習慣包括：

實現永久性一生的安康，所有你需要知道的事情。

控制碳水化合物的飲食新食譜，為你的提供美味的餐食。

晚餐、小吃和甜食。

全新的病例研究，的科學研究成果。

徹底顛覆傳統飲食習慣，創建新健康飲食時代！

減輕體重！增強體能！身材健美！本書將告訴你如何實現這些目標。

不僅如此，本書還將告訴你如何一勞永逸地改變你的人生。

你將要閱讀的是一本銷售超的好書。可能有幾億人使用過書中的方法。很多人說這是他們試過的最有效的健康之道，也是很多人戰勝糖尿病、心臟病、高血壓等疾病，從而通往理想健康狀態的選擇。確實如此！

你將從本書中學到一種有益健康長壽的革命性的營養飲食法。有朝一日，讀過這本書的人會說：「我知道我將會減輕體重，但我從來沒想到自己的健康狀況會有如此大的改善，身體健康、遠離疾病。」

編者從食物的自身營養價值、合理的飲食、不同的季節、不同的食材、正確的烹飪方法等多個角度入手，告訴讀者怎麼吃才科學，才有益健康、有益養生。

本書將幫助您開啟飲食智慧之門。

目錄：醫生告訴您：簡易飲食與營養才能活得健康

上篇／合理飲食是甚麼？

下篇／飲食的營養衛生

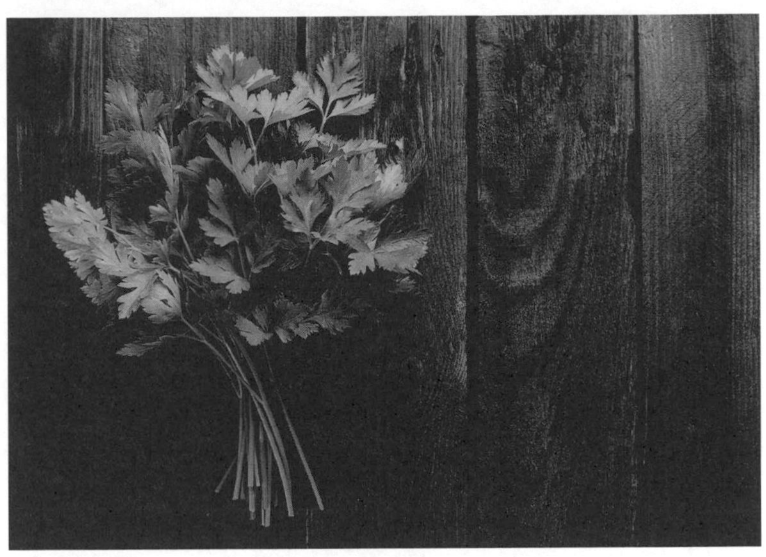

上篇：合理飲食是甚麼？

上篇：合理飲食是甚麼？

01 人體需要的營養素

食物的營養功用是透過它所含的營養成分來實現的，這些有效成分被稱為營養素。人體必需營養素有五十種左右，大體上可以分為六類，包括：蛋白質、脂肪、碳水化合物（指糖類）、維生素、礦物質（包括微量元素）和水。

其中蛋白質、脂肪、碳水化合物被稱為「三大營養素」（現在人們把食物纖維稱為第七營養素）。

按人體需要的多少，營養素可分為常量營養素和微量營養素。前者是指每日需要量在一克以上的營養素，如蛋白質、脂肪、碳水化合物、水及鉀、鎂、磷、鈉、鈣、氯等。

微量營養素指每日需要量為百分之幾克至千分之幾克的營養素，如鐵、鋅、鉻、錳、銅、鉬、硒、碘、氟以及某些維生素等。

02 蛋白質：鋪墊生命的基石

蛋白質在希臘語中原意是「最重要的物質」，它由二十多種胺基酸按不同序列組成，被科學家稱維生命的基石，人體內幾乎所有化學反應都需要蛋白質的幫助，因而它是人體生長發育必不可少的營養素。

如果把人體當作一座建築物，那麼蛋白質就是構成這座大廈的建築材料。由此可見，蛋白質對人體十分重要，如下：

蛋白質能構成、修補和更新身體組織

人體的生長發育、衰老組織的更新、損傷組織的修復，都需要蛋白質這一最重要的材料。

構成人體必須的酶、激素和抗體，如果沒有酶，生命活動就無法進行，這些各具特殊功能的酶，均是由蛋白質構成。

調節滲透壓：維持正常的血漿滲透，使血漿和組織之間的物質交換保持平衡。

供給人體必須的能量：在正常膳食情況下，肌體可將剩餘的蛋白質氧化分解轉化為能量，補給人體所需。但這不是蛋白質的主要功能。

維持肌體的酸鹼平衡

參與運輸氧氣及其他營養物質

攝取蛋白質首先要知道哪些食物中含有蛋白質。蛋白質有植物性蛋白質和動物性蛋白質之分。顧名思義，植物性蛋白質蘊藏在糧食作物及果品中，動物性蛋白質蘊藏在肉食品中。

植物性蛋白質一般蘊藏在豆類、穀類等糧食作物及堅果類食物中。豆類食物中的蛋白質含量較高，如大豆蛋白質含量約為三十五～四十克，其他豆類蛋白質含量約為二十～三十克。

豆類蛋白質所含的賴氨酸較豐富，但其不足之處是蛋氨酸含量較少。穀類食物蛋白質含量約為六～十克，但穀類食物中的蛋白質普遍缺乏賴氨酸，所以穀類蛋白質的營養價值不是很高。

如果將穀類和豆類食物混合食用，則可提高人體對兩者的吸收利用率。果品中，尤其以堅果如花生、核桃、葵花子、蓮子等蛋白質含量較高，每一百克食物約含有十五～二十五克的蛋白質。

動物性蛋白質以魚類、禽類及其製品中的含量最為豐富，也可以說，這兩類食物本身就是對人體有益的蛋白質（每一百克食物含蛋白質高達

九十五克），其他肉類食物如牛、豬、羊及其肝臟也含有大量的蛋白質（每一百克食物約含蛋白質十～二十克），而且所含的人體必需胺基酸種類齊全，數量充分，屬優質蛋白質。

那麼在日常生活中，我們每天應食用多少蛋白質為適量呢？

按每公斤體重來計算攝取量比較合適，即每天每公斤體重蛋白質攝取量為一克，如五十公斤體重的人，一天蛋白質攝取量應是五十克。

03 脂肪：人體新陳代謝的燃料

脂肪是維持人體正常新陳代謝所必須的營養素，主要用於人體新陳代謝。在飲食中攝取的脂肪，包括油脂（植物油和動物油）和類脂兩類。油脂是日常膳食中脂肪的主要來源，也是人體內脂肪的主要成分。

油脂對人體生理發揮舉足輕重的作用。一克油脂脂肪可以產生九千卡熱量，當人體饑餓時，就會先氧化脂肪，以便供給人體熱量，減少蛋白質的消耗；油脂脂肪還可提供脂溶性維生素，是脂溶性維生素的攜帶者，這類脂肪能刺激膽汁分泌，幫助人體對脂溶性維生素的吸收。

類脂是一種與脂肪類似的物質，如磷脂、固醇、脂蛋白等。類脂也是構成人體組織細胞和原生質的主要成分，尤其是在神經組織細胞內含量豐富，對人體的生長發育非常重要。

生活中，人們通常在廣義上把油脂和類脂這兩類脂質統稱作脂肪。相對於蛋白質和碳水化合物，在同等重量的情況下，脂肪產生的能量是蛋白質和碳水化合物的兩倍以上。

一般來說，脂肪的主要來源是各種植物油和煉製過的動物脂肪。

此外，各種常見食物中也都含有不同量的脂肪。植物中以油料作物如大豆、花生等含脂肪量最為豐富；動物性食品中如肥肉、瘦肉、海產品、禽類等，根據其部位不同，脂肪的含量也有所不同，其中蛋黃及動物的腦、肝、腎中，脂肪含量較高。

此外，海產品中的脂肪可以增強人體對各種疾病的抵抗力，降低膽固醇及其他有害物質的侵害能力。

在所有人體必需營養素中，脂肪是能量最高、熱量最大的營養素。這一點對重體力工作者、運動員來說顯得格外重要。但脂肪有個最大的缺點，即過多攝取容易增加人體的發病機率，如心腦血管疾病、肥胖症等。

所以，脂肪不可攝入過多。專家建議，一個人如果每天的活動量不大，那麼，每天的脂肪攝入量大約應為七十七克。

每天大量活動的人，日攝入量為一百二十七克左右。

04 碳水化合物：人體的主要能源

碳水化合物即糖類物質，因其含有碳、氫、氧三種元素，其中氫、氧之間的比例又和水相同，所以科學家稱這類物質為碳水化合物。

碳水化合物是人體的主要能量來源。碳水化合物又分簡單碳水化合物與複雜碳水化合物兩種。

我們飲食的一半應該由碳水化合物組成。含有複雜碳水化合物的食物有穀物、豆類、馬鈴薯、白薯及一些水果和乾果，它們可為人體提供必須的維生素、礦物質和食物纖維。

含簡單碳水化合物的食物有糖、蜂蜜、普通汽水和一些含酒精的飲料，它們只為人體供應熱量，不含人體所需的基本營養素。

和許多營養素一樣，碳水化合物參與生命活動，是細胞膜以及肌體組織的組成部分，而且還能維持正常的神經功能。

具體來講，在人體中，碳水化合物的生理作用主要表現在三個方面。

(1)它為人體提供熱能：

碳水化合物是人的生命活動和生產工作的動力泉源，是人體最主要的

熱量來源之一。

人體中所需要的熱量百分之六十～百分之七十都來自於碳水化合物，特別是人的大腦，血中的葡萄糖是其唯一的熱量來源，當血糖過低時，可造成休克、昏迷甚至死亡。

(2)構成肌體組織和參與細胞多種代謝活動

在所有的神經組織和細胞核中，都含有糖類物質，糖蛋白是細胞膜的組成成分之一，核糖和去氧核糖參與遺傳物質的構成。

此外，脂肪氧化時，必須依靠碳水化合物供給熱量，糖不足時，脂肪氧化不完全，就會產生酮體，甚至引起酸中毒。

(3)保護肝臟

肝臟是解毒器官。

肝臟內糖原充足時，肝臟對由某些化學毒物（如酒精等）以及由各種致病微生物引起的有害物質有較強的解毒能力，可使肝臟免受有害物質的損害，保持肝臟的正常解毒功能。

值得說明的是，碳水化合物的主要來源是豆類、穀類和薯類食物，豆類食物每一百克約含四十～六十克的碳水化合物，其中，大豆含碳水化合物較少，每一百克為二十五～三十克；穀類食物每一百克約含六十～八十克的碳水化合物；薯類每一百克為十五～二十九克。

專家指出，碳水化合物通常含糖量較高，不宜攝取過多，成人每日攝取二十五克為適量。

05 維生素：人體新陳代謝的催化劑

維生素有「維持生命的元素」之意，它是維持肌體健康所必須的有機化合物，也是人體正常組織發育所必須的營養物質，是人體新陳代謝的催化劑。

如果我們把人類的身體比作汽車的引擎，那麼維生素就是潤滑油。這類物質在體內既不是構成人體組織的原料，也不是能量的來源，但是對體內物質代謝卻發揮重要的調節作用。

與碳水化合物、脂肪、蛋白質和水分等營養元素不同的是，當人體內維生素缺乏或吸收、利用不當時，會導致特定的缺乏症或綜合症。

如人體缺乏維生素A會引起眼部疾病、消化道及泌尿生殖系統疾病，甚至影響正常發育；缺乏維生素B族，如人體內維生素B1缺乏時，會影響糖代謝的正常進行，導致神經組織的能量供應發生障礙，引發多發性神經炎（即腳氣病）；缺乏維生素B2，人體會出現各種皮膚炎症；缺乏維生素D，兒童會患佝僂病，成年人則會發生骨質軟化症。

維生素按用途可分為治療用維生素和營養補充用維生素。治療用維生素需按缺乏症選擇，一般用單種類，缺什麼補什麼，用量採用治療量。

如維生素A用於治療夜盲症；

維生素B1用於治療腳氣病；

煙酸用於治療糙皮病；

維生素C用於治療壞血病；

維生素D用於治療佝僂病等。各種維生素在上述這些方面充當著重要角色。因此，我們必須每天攝入足夠的維生素來滿足人體所需，從而防止各種疾病的發生。

除維生素D外，所有維生素都不能在體內合成，必須由食物供給。維生素的食物來源比礦物質的食物來源更為廣泛，它幾乎蘊藏在所有的動植物食品中，如各種蔬菜、瓜果、糧食作物、菌類以及動物的肝臟等，而且即使大量攝取這些食物，也不必擔心會出現過量中毒的現象。

但值得注意的是，食物中的維生素容易在加工、運輸等過程中大量丟失。在使用維生素藥物製劑時，應注意安全用量，以免引起不必要的身體損害。

06 礦物質：人體中不可缺少的物質

礦物質即為無機鹽，同其他物質一樣，由化學元素組成，這些元素一方面作為「建築材料」構成人體組織，另一方面維持人體正常的生理功能，是人體中必不可少的物質。

其中，除少數如碳、氫、氧、氮等主要以有機物的形式存在外，其他各種元素常以無機物形式存在。無論以哪種形式存在，人們統稱它們為礦物質，又叫無機鹽。

這些人體所需較少但又不可或缺的礦物質稱微量元素，如鐵、碘、銅、鋅、錳、鈷、鉬、硒、鉻、氟、鎳、錫、矽、釩等。

人體對微量元素雖然所需甚少，但其對於人體的健康卻有很大影響，如人體缺鐵可引起缺鐵性貧血；缺鋅會導致味覺減退、食欲不振、厭食，甚至影響生長發育，嬰幼兒缺鋅嚴重者還會導致性器官畸形等。

缺碘可引起甲狀腺腫；人體內鉛不足易引起糖尿病、高血脂症，還會引起冠心病、動脈硬化等疾病。

由此可見，礦物質是維持人體健康的重要元素，具有一系列重要的生理功能。

構成肌體組織的重要成分：

骨骼和牙齒中含有大量的鈣、磷、鎂，人體內百分之九十九的鈣和百分之八十的磷存在於骨骼中。

維持人體內水和電解質的平衡：

鈉、鉀和氯是維持肌體電解質和體液平衡的重要離子。它們在細胞內外和血漿中分布不同，與蛋白質、碳酸鹽一起，共同維持各種細胞組織的滲透壓，使得組織保留一定水分，維持肌體水的平衡。

維持神經、肌肉的興奮度和細胞膜的通透性：

鎂、鉀、鈣和一些微量元素（如硒）對維持心臟正常功能、保持心血管健康有著十分重要的作用。

構成肌體某些功能物質的重要成分：

如血紅蛋白和細胞色素系統中的鐵，甲狀腺素中的碘等。人體缺乏某種礦物質，就會引起某種生理障礙。

比如血液不能凝固，必須有鈣的參與，否則血液就不能凝固。

參與人體代謝：

磷是能量代謝不可缺少的物質，它參與蛋白質、脂肪和糖類的代謝過程。

碘是構成甲狀腺素的重要成分，而甲狀腺素有促進新陳代謝的作用。

當然，礦物質對人體的作用遠遠不止我們談到的這些，而且礦物質種類繁多，對人體的作用幾乎涵蓋各個方面，其食物來源也異常豐富，如各種蔬菜、果品、動物肝臟以及海產品等。

07 水：生命的泉源

水是「生命之源」，是人類和所有生物賴以生存的重要條件，是人體不可缺少的組成部分。它占人體體重的二／三，能夠維持人體正常的生理活動，與生命息息相關。

人可以幾天甚至一～二週不進食物，但不能幾天不喝水，一旦肌體失去百分之二十的水分，生命就無法維持。

有科學家曾對自願接受試驗者和災害倖存者進行過研究，結果證實，只喝水不吃飯，可以存活二十天以上；如果不喝水，也不透過其他方式補充水分，通常十天後就會死亡。

水損耗達到體重百分五時，就意味著中等程度的脫水，活動明顯受到限制；達到百分之十時就是嚴重脫水；達到百分之二十時就會導致死亡。

可以說，水是所有營養素中最為重要的物質，無論是血液的流動，體溫的調節，還是食物的消化和吸收，離開了水都是寸步難行的。

當我們攝取的水分不夠時，我們身體內的血液會變得過於黏稠，有毒的垃圾就無法被有效清除掉，並且還會大大加重腎臟、肝臟等器官的負擔。

具體來說，水對人體的生理作用有如下幾個方面：

首先，水是體液的主要組成部分。人體內的水液統稱為體液，它集中分布在細胞內、組織間和各種管道中，是構成細胞、組織液、血漿等的重要物質。

其次，水是運送營養物質和代謝產物的載體。水作為體內一切化學反應的媒介，是各種營養素和物質運輸的平台。血液運送氧氣、葡萄糖、胺基酸、激素、維生素至全身，把二氧化碳、尿素、尿酸等代謝廢物運往腎臟，隨尿排出體外，少數廢物從汗液中排出，所有這些代謝活動都離不開水。

第三，保持穩定的體溫。攝入體內的碳水化合物、脂肪和蛋白質三大生熱營養素，只有在水的幫助下，利用氧氣，才能代謝分解，放出熱量，保持體溫。天熱時多喝些水，一方面可以促進代謝廢物隨尿排出；另一方面，可保持和增加血液容量，補充出汗損耗的水分。這樣，透過營養素的生熱與體表、出汗的散熱，使體溫保持在三十七度C左右的恆定水平。

第四，參與肌體的各種代謝。

水可以幫助肌體消化食物、吸收營養、排除廢物、參與調節體內酸鹼平衡和體溫，並在各器官之間發揮潤滑作用。

第五，食物進入口腔、胃腸道後，要依靠消化器官分泌消化液（包括唾液、胃液、胰液、腸液、膽汁等的作用），才能進行消化和吸收。

而在這些消化液中，水的含量高達百分之九十以上。

毫無疑問，多喝點水對保持生命健康至關重要，但是在日常生活中，不少人根本沒有刻意飲水的習慣，或者不知道正確的飲水方法。也許你會問，飲水也需要掌握方法嗎？是的，營養學家指出，喝水也有學問。

飯後不要大量喝水

吃飯時喝些湯可以軟化食物，但飯後不要馬上飲茶或喝水。因為水會把腸胃中的消化液沖淡，降低消化能力。

不要渴了再喝水

喝水的目的在於保持體內的水分平衡。口渴時，其實已經打破了體內的水分平衡，並且這時喝水，往往會飲用過多，從而增加心臟和腎臟的負擔。正確的做法是，喝水次數多些，量要少些。

根據飲食結構，掌握適宜的飲水量

比如食鹽攝入多了，要多喝些水，以利於將多餘的鹽分排掉，這是大家都比較熟悉的常識。

這裡需要特別提醒的是，採用高蛋白飲食時要適當多喝些水。尿酸高而腎功能正常的人，也應適當多喝些水。

08 纖維素：腸道的清道夫

纖維素是植物性食物中難以被人體消化的物質，在醫學界被稱為「第七營養素」，是人體必需營養素的合稱。

它主要存在於植物和穀物中，對身體健康大有裨益，可降低膽固醇和血壓，預防心臟病和肥胖，被各國醫學界專家喻為「腸道的清道夫」。

纖維素是一種特殊的營養素，是構成植物細胞壁的主要物質，其本質是碳水化合物中不能被人體消化和分解的多糖類物質。

食物纖維有數百種之多，其中包括了纖維素、半纖維素、果膠、木質素、樹膠和植物黏膠、藻類多糖等。

人體中不含纖維素酶和半纖維素酶，因此人體不能消化纖維素和半纖維素，但它們有促進腸胃蠕動的作用，有助於增加便量、通便、排便、易消化，有利於膽固醇的代謝。

富有纖維素的食物主要為植物性食品，如穀類食物中像麥麩、米糠、糙粉、玉米、紅薯等，蔬菜食物像芹菜、青菜、薺菜、冬筍、萵苣、菠菜等等。

具體來說，纖維素具有以下生理作用：

(1)利於通便

纖維素有很強的吸水能力，可以增加腸道中糞便的體積，促進腸蠕動，使糞便能很快排出體外，防止了便祕，縮短了糞便中含有的有害物質與腸壁接觸的時間，從而可以減少結腸炎、直腸炎和結腸癌、直腸癌的發生。

(2)利於食物的正常消化吸收

纖維素由於在口腔中咀嚼時間較長，因此可以促進腸道消化液的分泌。同時，能加速腸內容物消化過程。

(3)降低血清膽固醇和防治動脈硬化及膽結石的形成

在纖維素中，以木質素結合的膽酸最多，其次為果膠和樹膠。由於膳食纖維與膽囊排入腸道中的膽酸結合，限制了膽酸的吸收，這樣，肌體就要消耗體內的膽固醇來合成膽汁，使血中膽固醇濃度降低，從而減少了膽固醇在血管壁上的沉積，防止動脈硬化的形成。

同時，由於不斷合成新的膽汁，加速膽汁的周轉。也就避免了膽結石的形成，而且減少了次級膽汁酸的促癌作用。

(4)調節熱量攝入，控制體重，防治糖尿病

(5)纖維素能增加飽腹感，使單位重量膳食中的熱量值下降。一次中等程度膳食纖維的攝入，可使膳食總熱量減少百分之五，這樣可減少總熱量的攝入量，防止熱量過剩使體重超重。

此外，纖維素可減少胃腸道對單、雙糖的吸收，延遲胃排空時間，可以使葡萄糖在小腸茹膜表面的彌散速度減慢，使餐後糖血逐步增加，而不是驟然升高，對糖尿病病人非常有利。

(6)陽離子交換作用

由於膳食纖維中含有糖醛酸的羧基，具有陽離子交換作用，能在胃腸道中結合無機鹽如鈣、鐵、鎂、鋅等陽離子。

09 營養物質間的合作作用和拮抗作用

營養物質之間的相互關係可以歸納為兩個方面，即合作作用和拮抗作用。

合作作用即一種營養物質促進另一種營養物質在體內吸收或存留，從而減少另一種營養物質的需要量，有益於肌體健康。

如維生素A促進蛋白質合成，維生素C促進鐵的吸收，維生素和微量元素硒都能保護體內易氧化物質等，如含維生素C的食物與含鐵多的食物同食同炒，更利於吸收。

拮抗作用就是在吸收代謝過程中，由於兩種或兩種以上營養物質間的數量比例不當，造成一種營養物質阻止另一種營養物質吸收的現象，如鈣與磷、鈣與鋅等等。

一般來說，合作作用大多是對健康有利的。拮抗作用則在消化吸收代謝過程中降低了人體對營養物質的利用率，久而久之導致營養不良，影響肌體正常的功能和新陳代謝，最終會產生疾病。

說到拮抗作用就不得不提到食物相剋問題。食物相剋指食物之間的各種營養素存在著相互拮抗、相互制約的關係。

如果搭配不當，就會引起中毒。這種反應大多呈慢性，往往在人體的消化吸收和代謝過程中，降低營養物質的生物利用率，從而導致營養缺乏，代謝失常，產生疾病。

食物相剋的研究屬於正常人的營養衛生學範疇，目的在於深入探討食物之間存在的各種制約關係，以便於人們在安排膳食中趨利避害。

營養學專家提倡合理配餐，避免食物相剋，防止食物中毒，提高食物營養素在人體內的生物利用率。

以下這些營養物質是相剋的，若搭配食用則會產生拮抗作用：

(1)磷鈣相剋

比如牛奶與瘦肉同食則不合適，因為牛奶裡含有大量的鈣，而瘦肉裡則含磷，這兩種營養素不能同時被肌體吸收。

(2)草酸與鈣相剋

豆腐不宜與菠菜同吃，是因為菠菜含有草酸較多，易與豆腐中的鈣結合成不溶性鈣鹽，不能為人體吸收。含鈣豐富的蝦米、髮菜也不宜與莧菜同吃，因後者含草酸較多，二者混合食用則會使鈣的吸收率大幅度下降。

(3)纖維素與鋅相剋

牡蠣等海生軟體動物含鋅非常豐富，不宜與蠶豆、玉米製品或黑麵包同吃，因後者是高纖維食品，二者同吃能使鋅的吸收減少百分之六十五～百分之一百。

(4)纖維素、草酸與鐵相剋

動物肝類、蛋黃、大豆中均含有豐富的鐵質，皆不能與含纖維素多的芹菜、蘿蔔、甘薯同吃，也不宜與含草酸多的蕹菜、莧菜、菠菜同吃。因為纖維素與草酸均會影響人體對上述食物中鐵的吸收。

此外，在人體必須的微量元素中，也有許多拮抗現象存在，這些拮抗現象往往透過含有互相拮抗元素的食物吸收與代謝，造成這些元素的積蓄或缺乏而表現出來。

如鋅與鉬、鋅與鐵、鋅與鈣、銅與鉬等，它們的含量在人體中都有一定的比值，比值變化，說明對應元素的過量和不足，有時會在人體中造成一定的後果，形成各種各樣的微量元素病。

10 蛋白質、脂肪和碳水化合物間的關係

蛋白質、脂肪和碳水化合物三大營養素除了各自有其獨特的生理功能之外，它們都是產生能量的營養素，在能量代謝中既互相配合又互相制約。

如果幼兒膳食中蛋白質含量不足，可導致營養不良性水腫、貧血、消瘦等症；相反，如果進食過多，又容易引起幼兒便祕或食欲下降、消化不良。

如果幼兒飲食中碳水化合物比例太高，開始時幼兒體重成長迅速，一旦長期攝入過量的碳水化合物和脂肪，便可導致肥胖症，還可增加患心血管病的危險。

碳水化合物供應過多而蛋白質供應過低時，可發生營養不良性水腫；碳水化合物供給不足則又能造成體重過低、脂肪消化不良等。

當幼兒進食過多的脂肪性食物，會引起消化不良、大便多、胃口不佳；相反，進食脂肪不足時，又可造成體重不增、乾眼病、佝僂病等。

碳水化合物和脂肪在體內可以互相轉化，互相替代，而蛋白質是不能由脂肪或碳水化合物替代的。但充裕的脂肪和碳水化合物供給可避免蛋白

質被當作能量的來源。

由此可見，在膳食中，必須合理搭配這三種營養素，保持三者平衡，才能使能量供給處於最佳狀態。

11 礦物質與其他營養素之間的關係

礦物質與其他營養素之間的關係錯綜複雜，十分微妙。在特定條件下既有協調關係又有制約關係，甚至還有拮抗關係。

許多微量元素之間既相互協調，又相互制約，血液內鈣、鎂、鉀、鈉等離子的濃度必須保持適當比例才能維持神經肌肉的正常興奮性。如鐵與鋅，在一些被認為缺鋅的情況下，缺鐵很常見，需補充鐵劑。

在人體，以溶液形式同時提供鐵和鋅，鐵會降低鋅的攝取。然而可以肯定，這種相互作用只發生於以水溶液形式給予時，有食物存在時不會發生。

當補充鐵過多時，水溶液中鋅的吸收可被明顯抑制，但如加入飲食，則觀察不到這一結果。

同樣，過多補充鋅會對鐵吸收產生抑制。鋅、銅、鐵元素之間也存在相互促進作用，缺乏或過量都能彼此影響。

礦物質與維生素之間的關係也十分密切，如：

維生素C有利於鐵的吸收，

維生素D調節鈣、磷代謝等等。
硒和維生素E互相配合可抑制脂質過氧化物的產生。
蛋白質對微量元素在體內的運輸有很大作用。
例如，
銅的運輸靠銅藍蛋白，鐵的運輸靠運鐵蛋白。
鋅參與蛋白質合成，鋅缺乏會影響兒童生長發育。
碘是甲狀腺素的組成成分，而甲狀腺素是調節人體能量代謝的重要激素，對蛋白質、脂肪和碳水化合物的代謝有促進作用。

12 維生素與其他營養素之間的關係

蛋白質、脂肪、碳水化合物這三大營養素的能量代謝過程需要維生素B1、B2和尼克酸的參與，因而這三種物質的需要量隨能量代謝的增加而增大。

膳食中不飽和脂肪酸越多，體內越容易產生過氧化物，這時便需要增加維生素E的攝入量，以對抗氧化損傷。

膳食中如果蛋白質過少，則維生素B2不能被肌體利用而經尿排出。同時，維生素在體內有相互合作作用。如維生素E對維生素A和維生素C有保護作用，能促進維生素A在肝臟內的貯存。

一種維生素不足可影響另一種維生素的吸收利用。如維生素B1缺乏，則影響維生素B2在體內的利用，維生素B6不足則引起尼克酸缺乏。

13 營養對於健康的重要意義

營養在人的一生中的重要作用已很難用文字表達完整，可以說，從胚胎期產生到生命終止，人體無時無刻不需要營養，人的生長發育、健康水準、工作能力和壽命長短都與營養密切相關。

今天，膳食、營養與健康是國際上最受重視的課題之一。營養關係到大腦功能，營養不良對嬰幼兒大腦發育將產生災難性影響，造成智力和體格發育不良，即便在成年後也無法彌補，同時還會把缺陷傳給下一代。

成年人如營養不良，表現為耐力差，易感疲勞，注意力和記憶力減退，從而影響體力和腦力工作效率。

營養對許多疾病的發生和發展都有直接或間接的關係，如缺碘可患甲狀腺腫，缺鐵可患貧血，缺維生素D和鈣質可患佝僂病等等。

營養不良，肌體免疫力降低，會增加傳染病的患病率，延長病程，影響康復。營養不平衡往往成為肥胖、心血管疾病及某些腫瘤的誘因，嚴重影響人體健康，甚至威脅生命。

營養不良還會影響內分泌功能，包括性腺功能。婦女會出現閉經，男子會有性功能減退，從而影響生育率。

孕婦營養不良很容易引起早產，胎兒發生先天性營養缺乏、先天性畸形或死胎等。

總體來講，營養對健康的綜合影響，最深刻地還是反映在死亡率和平均壽命上。

合理營養是保健防病工作中最基本、最重要的一環。它不但能促進生長發育，增強體質，提高智力，增進工作效率和提高競技水準，而且能保證正常的生育能力，促進優生，並有助於保持青春，推遲衰老，延長壽命。它還能促進組織新生，增強肌體對疾病的抵抗能力，減少患病率和降低死亡率。

即使不幸患病，在患病期間，透過飲食調配，也可以縮短病程，加速康復。

對每個個體來說，營養關係到機能狀況、智力水準、工作能力、免疫功能、優生優育和預期壽命。

對一個民族而言，營養關係到民族的整體素質，關係到一代乃至幾代

人的健康水準，關係到國家和民族的未來。

所有這一切，都隨時隨處地警示人們：為了健康，必須重視營養這一常識。

14 平衡膳食的四個方面

具體地講，平衡膳食是指同時在四個方面使膳食營養供給與肌體生理需要之間建立起平衡關係。

即：胺基酸平衡，熱量營養素構成平衡，酸鹼平衡及各種營養素攝入量之間平衡，要不缺、不偏、不過、不亂，只有這樣才有利於營養素的消化、吸收和利用。

如果飲食關係失調，也就是膳食不適應人體生理需要，就會對人體健康造成不良影響，甚至導致某些營養性疾病或慢性病。

(1)胺基酸平衡

食物蛋白質營養價值的高低，最主要取決於食物中所含的八種必需胺基酸的數量及比例。

食物中所提供的八種胺基酸的比例與人體所需要的比例接近時，才能有效地合成人體的組織蛋白，反之則會影響食物中蛋白質的利用。

世界衛生組織提出了一個人體所需八種必需胺基酸的比例，比例越與之接近，其生理價值就越高。生理價值接近一百時，即百分之一百被吸收，就稱為全部胺基酸平衡。能達到胺基酸全部平衡的蛋白質，稱之為完全蛋白質。

我們可以用這個標準對各種食物的蛋白質進行胺基酸評分。雞蛋、母乳的胺基酸比例與人體極為接近，因此可稱為胺基酸平衡的食品。而多數食品中的胺基酸構成不平衡，所以蛋白質的營養價值就受到了影響。

如玉米中的亮氨酸過高，影響了異亮氨酸的利用；小米中的精氨酸過高，影響了賴氨酸的利用。

因此，以植物性食物為主的膳食，應注意食物的合理搭配，以糾正胺基酸構成比例的不平衡。

如將穀類與豆類混食，製成黃豆玉米粉、黃豆小米粉等，可提高蛋白質的利用率和營養價值。

(2)熱量營養素構成平衡

碳水化合物、脂肪、蛋白質均能為肌體提供熱量，它們被稱為熱量營養素。當熱量營養素提供的總熱量與肌體消耗的能量平衡時，當三種熱量營養素的攝入量的比例為六・五：一・〇七，分別給肌體提供的熱量為：

碳水化合物約占百分之六十～百分之七十；

脂肪約占百分之二十～百分之二十五；

蛋白質約占百分之十～百分之十五。

各自的特殊作用能發揮並互相產生促進和保護作用，這種總熱量平衡，熱量比例（或熱量營養素攝入量的比例）也平衡的情況稱為熱量營養素構成平衡。

熱量營養素供給過多，將引起肥胖、高血脂和心臟病；過少，造成營養不良，同樣會誘發多種疾病，如貧血、結核、癌症等。

三種熱量營養素是相互影響的，總熱量平衡時，比例不平衡，也會影響健康。碳水化合物攝入量過多時，會增加消化系統和腎臟負擔，減少了攝入其他營養素的機會。

蛋白質熱量提供過多時，則會影響蛋白質功能的正常發揮，造成蛋白質消耗，影響體內氮平衡。

當碳水化合物和脂肪熱量供給不足時，就會削弱對蛋白質的保護作用。

要達到生活工作的正常熱量需求，通常，一日三餐的熱量分配應為：早餐占百分之三十，午餐占百分之四十，晚餐占百分之三十，以保證一天

的攝入熱量平衡。

(3)各種營養素攝入量平衡

各種營養素之間存在著錯綜複雜的關係，並且不同的生理狀態、不同的活動，營養素的需要量也有所不同，所以各種營養素攝入量間的平衡是很難把握的。因此，中國營養學會制訂了各種營養素的每日供給量。

據此，我們膳食中所攝入的各種營養素在一定的週期內，應當保持在標準供給量上下誤差不超過百分之十的範圍。這種相互間的比例，即可稱為營養素間的基本平衡。

平衡膳食寶塔中建議每人每天應吃（以生食計算）

穀物為三百～五百克，

蔬菜水果分別為四百～五百克和一百～二百克，魚、禽、肉、蛋等動物性食物為一百二十五克（魚蝦類五十克、禽肉五十～一百克、蛋類二十五～五十克），

奶類食物為一百克，豆及豆製品為五十克，油脂類不超過二十五克。

(4)酸鹼平衡

正常情況下人的血液由於自身的緩衝作用，PH值保持在七．三～七．

四之間。人們食用適量的酸性食品和鹼性食品，將會維持體液的酸鹼平衡，但食品若搭配不當，則會引起生理上的酸鹼失調。

當食品搭配不當，酸性食品在膳食中超過所需的數量時，會導致血液偏酸性、血液顏色加深、黏度增加，嚴重時還會引起酸中毒，同時還會因增加體內鈣、鎂、鉀等離子的消耗而引起缺鈣。

這種現象稱為酸性體質，將會影響身體健康。

常見的酸性食品有：蛋黃、米、麵粉、雞肉、鰻魚、鯉魚、豬肉、牛肉、乾魷魚、啤酒、花生等。

常見的鹼性食品有：海帶、菠菜、西瓜、蘿蔔、茶葉、香蕉、蘋果、草莓、南瓜、四季豆、黃瓜、藕等。

15 按血型選食物

科學家們經過多年研究發現，血型是導致人的差異的最關鍵因素。每一種血型都具有一定的抗原，以不同方式對不同物質發生作用，特別是對植物血凝素，這是一種附著在食物中的蛋白質，可使血液凝固。

如果人食用了含有與血型不相容的植物血凝素的食品，該物質就會尋找其他的棲身之地，例如某一器官，將其周圍血液凝固，生出腫塊，長此以往就會生出疾病。各種食物都含有不同的植物血凝素。如果它與血液抗原發生反應，就會破壞紅白血球，逐漸引發各種問題，對腸道、神經系統以及其他器官造成傷害。

研究人員經多年鑽研得出結論：某些植物血凝素可以和某些血型的抗原相容。根據這一原則，可以制訂出不同的食物清單，根據血型來確定哪些食物可吃而哪些不宜食用。

O型血適應高蛋白食物

O型血在人類學上是一種古老的血型，O型血的人對高蛋白質食物非常適應，所以對瘦肉和蔬菜消化得非常好，而對穀物胃口卻比較差。

B型血適應素食

A型血是第二種最多見的血型。A型血的人非常適應以素食為主的食譜，豆腐、黃豆及蔬菜對他們非常合適。某些植物蛋白質如大豆蛋白質是他們最佳的健康食品，常吃可預防心血管疾病和癌症。

B型血適應肉與蔬菜

與O型和A型相比，B型血的人對肉類和蔬菜都極適應，奶類食品對他們也很有用。但是有些食品如雞肉、玉米、番茄以及大部分堅果和種子並不適合B型血的人食用。

AB型血消化系統敏感

AB型為比較稀少的血型，在總人口中不到百分之五。這類人擁有部分A型血和部分B型血的特徵。

他們既適應動物蛋白，也適應植物蛋白，魚、豆腐、綠葉蔬菜和乳製品都是他們的健康食品。其消化系統較為敏感，每次宜少吃，但可多餐。

上述情況的出現顯然與人的遺傳基因特徵有關，但其中血型的作用最為明顯。從保健的角度出發，不同血型的人，參照上述相關食譜進食，將對防病健體有積極的影響。

16 均衡安排一日三餐

大多數人的飲食習慣是一日三餐，怎樣安排好這一日三餐是有學問的。有的家庭安排得非常合理，吃的食物五花八門，而有的家庭的飲食則過於簡單，種類也極為單調。

正確的方法是，一日三餐不僅要定時定量，更重要的是要保證營養供應，做到飲食均衡。

(1)營養素的安排

在編制一日三餐的食譜時，首先要根據調配平衡飲食的方法和要求，計算出每一個人一天所需要的各種營養素，如蛋白質、脂肪、碳水化合物、維生素、礦物質的量，再根據主、副食的不同需要，安排一日三餐菜飯的內容、數量。

(2)主食的安排

在安排主食食譜時，可根據每人的需要量，算出月定量來，要調整好營養搭配，即主食中不足的營養要從副食中補齊。為了利用蛋白質的互補作用，主食也不能全是米和白麵，還要安排些綠豆、紅豆、玉米麵、小米等混合著吃。

(3)副食的安排

在副食的安排上，首先要考慮到蛋白質的供給。根據營養來計算，一個三口之家每天約需要二百零五～二百零五克蛋白質，一日三餐的主食中可提供約一百二十一克，這就需要從副食中補充八十四克蛋白質。

但在這些蛋白質中，動物蛋白質最好能占全部蛋白質的三分之一，即六十八克，其他不足部分，可透過豆製品來補充。另外，還要考慮維生素和無機鹽的供給。由於這兩種營養素大多需要每天從新鮮蔬菜和水果中獲取。

因此，每人每天最好能吃〇．五公斤新鮮蔬菜，而且以綠色或黃色、紅色、橙色等帶色的蔬菜為好。那種平時湊合，週末或月末「打牙祭」的辦法是不符合飲食營養衛生的。

因為一下子吃太多的蛋白質和高脂肪食物，人體是無法大量吸收的，勢必造成營養的浪費。

17 不吃早餐損健康

俗話說：「早餐要吃好，中餐要吃飽，晚餐要吃少。」這是人們在長期生活中累積起來的經驗。

但遺憾的是，在日常生活中仍有不少人由於種種原因，對一日三餐的安排不以為意，從而造成不吃早餐或早餐草率的畸形現象。

在都市裡常常可見到有相當數量的人不吃早飯就上班。長期這麼做，無疑會對身體健康帶來損害。

因為，通常上午工作任務重，工作強度大，消耗能量比較多，但胃腸卻處於饑餓狀態，致使精力不足，體力不支，甚至還會發生低血糖性暈厥，導致意外事故的發生。

不吃早飯上班，空腹時間過長。如前一天十九點進晚餐，以四小時胃全部排空計算，至次日十二時進午餐，空腹持續時間長達十三個小時。在這期間，人體僅靠肝臟釋放的糖原分解來維持血糖濃度。

由於體內各種臟器的生理活動、細胞的新陳代謝、工作時體力和腦力的消耗，能量處於入不敷出的虧損狀態，長此以往不僅將損害臟器功能，還可產生膽石症和過早衰老。

美國的一些營養學家，在一九六五年對六仟九百三十四名年逾六旬的男女被調查者的早餐及其生活方式進行了調查，並在之後的二十年中繼續對這些老人進行追蹤。結果證實，堅持吃早餐的老人長壽的要比不吃早餐的老人高百分之二十。

他們在年過八、九旬的老人們身上發現了一個共性：從青少年時代開始，他們每天都堅持吃一頓高營養的早餐。

不吃早飯，實際上是實行了少餐制，即兩餐制。因為上午餓得透，中午就吃得多，使多餘的熱量轉變成脂肪沉積起來。

如果晚餐又很豐盛，油水較大，晚上人體血液中胰島素含量升至高峰，就將多餘的能量貯存起來，使人日益發胖。

美國研究人員的一項研究結果證實，不吃早餐的人，其血中膽固醇比吃早餐的人要高33％左右。

另一項研究顯示，吃早餐的人比不吃早餐的人心臟病發作的可能性要小。臨床也證實，早上起床後二小時內，心臟病發作的機會比其他時間高一倍左右。

這種情況可能與較長時間沒有進餐有關。他們在研究血液黏稠度及血液凝結問題時發現，不吃早餐的人血液黏稠度增加，使流向心臟的血液量不足，因而易引起心臟病發作。

另外，對婦女的專項研究中還發現，膽結石的發生與不吃早餐關係密切。因為空腹過久，膽汁成分發生變化，膽酸含量減少，膽固醇的含量相對增高，這就形成了高膽固醇膽汁。

如果不進早餐，久而久之，膽汁中的膽固醇達到飽和，在膽囊裡成為結晶沉積下來，就會發生膽結石。

18 營養早餐三原則

隨著人們生活水準的日益提高，人們對自身健康狀況也比以往任何時候都更加關注，「早餐吃得好」是健康的保證，這一點已經成為很多人的共識。

大家都知道，早餐是一天中最重要的一餐，對人體健康有著重要的影響。但是對於怎樣才能攝取到有營養的早餐，很多人未必知道。攝取營養早餐必須遵循下列幾個原則：

各種食物要合理搭配

早餐食物應按照「主副搭配、葷素搭配、粗細搭配、多樣搭配」的基本原則，盡可能做到每天有糧有豆、有肉有菜、有蛋有牛奶。

如一份水果（一個香蕉、蘋果或柳丁，兩個李子或一個奇異果），原味優酪乳和一個全麥麵包；或者全麥麵包、鹹肉及一個番茄；或者一個煮雞蛋、全麥麵包加一根香蕉，等等。

營養學家指出，早餐不提倡大量，但應該種類豐富。根據自己的喜好，早餐可有三～五種食物相互搭配。另外，注意「粗」和「細」、「葷」和「素」

搭配，這樣可維持人體的正常代謝功能。營養學家認為，含有蛋白質和複合性碳水化合物的早餐是最好的組合。

(1)早餐進食宜熱不宜冷

很多人一早就喝涼果汁或吃涼食物。直接飲用冷果汁，雖說可以提供蔬果中的營養成分及幫助清理體內廢棄物，但這樣做並不正確，因為人體內的器官永遠喜歡溫暖的環境，身體溫暖，微循環才會正常，氧氣、營養及廢物等的運送才會順暢。

所以吃早餐時，千萬不要吃涼食物，更不要先喝蔬果汁、冰咖啡、冰果汁、冰紅茶、綠豆沙、冰牛奶等冷食。

營養學家認為，早餐熱食可以保護胃氣。胃氣並不單純指胃器官的功能，其中還包含了脾胃的消化吸收能力、後天的免疫力、肌肉的功能等。早晨，體內的肌肉、神經及血管都呈現收縮狀態，假如這時吃喝冰冷的食物，會使體內各個系統更加攣縮，血流更加不順，傷了胃氣的同時，也會損傷身體的抵抗力。

(2)早餐食物宜稀不宜乾

很多時候，人們早上起床因各種原因不願意做飯，經常用麵包、糕點或餅乾充饑，其實，用「乾食」作為早餐會影響體力和腦力，導致身體抵抗力降低，極易患病。

清晨起床後，人的胃腸功能尚未由夜間的抑制狀態回復到興奮狀態，消化功能也較弱。

此時吃一些缺乏水分的乾食，不但難以吞嚥，也因早晨剛起時迷走神經興奮性較低，各種消化液分泌不足，對食物的消化和吸收都不利。

另外，人在整夜中經過呼吸、毛孔、排尿等管道，會消耗不少水分，清晨時已處於半脫水狀態，應及時補充水分。

早餐吃麵包、饅頭、糕點和餅乾等「乾食」時，最好能邊吃邊喝些水、豆漿或牛奶之類的液體，不僅有利胃腸消化，還能有效預防某些心腦血管疾病突發。

19 吃早餐的最佳時間

有些人早餐吃得很早，一方面是為了趕著去上學、上班，另一方面，年紀大的人習慣早起晨練，吃早餐的時間自然也就提前到了早晨五、六點鐘，其實這樣並不好。有研究顯示，早餐吃得過早，反而不利於腸胃消化吸收。

醫學專家指出，在夜間的睡眠過程中，人體大部分器官都得到了充分休息，唯獨消化器官仍在消化吸收晚餐存留在胃腸道中的食物，到凌晨才真正進入休息狀態。

如果早餐吃得過早，就會影響胃腸道的休息，使消化系統長期處於疲勞應戰的狀態，擾亂胃腸的蠕動節奏。

特別是老年人，胃、腸、胰的消化酶分泌減少，消化吸收及代謝功能下降，如果起得很早，又有晨練的習慣，起床後馬上吃早餐，勢必會影響胃腸功能，同時也對晨練不利。那麼吃早餐的時間應該在幾點最好呢？

一般來說，早餐與午餐的時間間隔應為四～五小時，所以吃早餐的時間應該在早晨七～八點之間為好，因為這時人的食欲最旺盛。

另外，如果早餐時間過早，那麼早餐和午餐之間就會加餐或者午餐相應提前，這樣一來就打破了人們的生活習慣和規律，對人體健康也沒有好處。

20 早餐飲品有講究

生活中有不少人喜歡在早餐時喝點咖啡、牛奶等，那麼，究竟早餐喝什麼比較合適呢？

其實，早上喝什麼純屬個人習慣，不一定非要按照一定的標準，但值得一提的是，喝咖啡，尤其是喝黑咖啡的時候，應先吃點東西，避免空腹飲用，否則易傷及腸胃。

因為雖然早上喝咖啡或茶可以提神，但對於很少喝這類飲品的人，腸胃易受到刺激，會影響排便，甚至造成便祕。

牛奶是天然食物中營養最全面、比例最合適，且最容易被人體消化吸收的一種飲品。但是喝牛奶卻大有講究，方法不妥，營養效果就會大打折扣。

營養學家認為，喝牛奶最好不要加糖，否則，不但不易被消化吸收，還會滯留在消化道中，影響腸胃功能。

牛奶可加熱，但不要煮沸。因為煮沸後，有的維生素會被破壞，而且牛奶中的鈣會形成磷酸鈣沉澱，不易被人體吸收。

早餐不要只喝牛奶。

正確的方法是，早餐先吃麵包、糕點等再喝牛奶，這樣會使營養更加均衡。同時，喝牛奶的同時不要吃巧克力，因為巧克力中的草酸會與牛奶中的鈣結合成草酸鈣，使鈣無法被人體充分吸收。

當然，可以吃點新鮮蔬菜和水果。

此外，早餐前喝點熱水（約五百ＣＣ）對身體健康也有很大的助益。經過一夜睡眠，人體從尿、皮膚、呼吸中消耗了大量的水分，此時攝入的水分既可為身體補充水分，又可潤澤腸胃，幫助消化，對人體內器官還有洗滌作用，可幫助排除廢棄物，有助於改善器官功能。

21 早餐搭配要合理

在我們周圍，很多人對早餐常常抱著無所謂的態度，要麼不吃，要麼隨便吃點。殊不知，不合理的早餐對人體並無益處。

也有部分人不知如何合理搭配早餐。下面簡要介紹幾種早餐結構，看看你的早餐是否合理：

(1)素食早餐族

素食者早餐可用酵母粉、黑芝麻粉、奶粉、杏仁粉、薏仁粉、糙米粉、葡萄乾等，加在一起沖成一碗稠稠的粥，然後再配上一瓶優酪乳、少許生菜、一個煮雞蛋、兩片烤全麥吐司麵包。

整體來看，這份早餐種類豐富而且營養均衡，稠粥中的酵母粉又是維生素B族的良好來源，這種吃法是素食者不錯的選擇。

以清粥小菜為主的早餐則不同。清粥小菜這類早餐一般沒有油脂太高的問題，但是配稀飯的醬菜、豆腐乳營養價值低，缺乏蛋白質，而且太鹹，鹽含量太高。

另外，加工食品可能會添加防腐劑，常吃容易傷害肝、腎，而且很容易不到中午就感覺到餓。這些都不是理想的吃法。

然而不少人喜歡以清粥小菜為主的早餐，尤其是老年人。建議吃稀飯時搭配一個荷包蛋和炒青菜，豆腐乳和醬菜要盡量少吃。

學生或上班族如果習慣買早餐車的粥，建議加個茶葉蛋或喝瓶牛奶，增加蛋白質攝取量。同時每天補吃一些水果，但不宜喝果汁，因其熱量太高。

(2)燒餅油條族

燒餅油條可謂是富有中國特色的傳統食品，很多人都對燒餅、油條配豆漿的傳統早餐情有獨鍾。

但是燒餅、油條，都有油脂偏高的問題。油條的表面看得見油，人們吃的時候會有警覺，而人們通常認為燒餅是烤的，表面不泛油光，熱量及油脂一定較少，其實並非如此。

燒餅之所以吃起來香酥可口，全是因為製作時加了很多油。一個燒餅的熱量大約是二百三十～二百五十卡，其中約百分之二十五的熱量來自於脂肪，而豆漿也屬於中脂性食品，這種組合的油脂量實在偏高。

燒餅、油條搭配豆漿的吃法，會因油脂過多導致食物中其他營養含量較低，而且燒餅、油條中含有致癌物質，多吃無益。

(3)西式早餐族

一份火腿煎蛋加三明治再加一杯奶茶大概是這一人群早餐的主要內容，然而營養專家指出，這樣的早餐可能會導致人體對油脂攝取太多。

不論是三明治中的火腿還是漢堡裡的肉，都是油煎的，再加上煎蛋和一層脂肪含量很高的沙拉醬或奶油，除非一天中的另外兩餐少油、少肉，不然一天下來，油脂攝取量肯定會過多。

建議這類人不要吃過多的西式早餐，避免飲用含糖量高的飲料，另外注意當天的午餐、晚餐不要再吃炸、煎食物，以多吃蔬菜為佳。

(4)麵包牛奶族

這類人通常為了圖方便省事，常以麵包（鳳梨麵包、豆沙麵包、奶油麵包等）加牛奶，有時候搭配咖啡作為自己的早餐。

夾餡的麵包吃起來非常美味，但是不論鹹或甜，油脂和糖分的含量都很高，又經過精緻加工，營養價值不高，當早餐並不適合。

糖分太多的早餐，容易使人體內的血糖很快升上來，又很快掉下去，而且會掉得偏低，極大地影響人的精神狀態。其實在早餐的組合中，碳水化合物和蛋白質都要有，而且最好吃複合性的碳水化合物，如全麥麵包、燕麥片等，這樣，體內的血糖才會比較穩定。

此外，成人可以改喝低脂牛奶或脫脂牛奶，以減少一天的脂肪總攝取量。夾餡麵包的熱量、油脂量都偏高，不要常吃。

如果有時間，可以準備一些生菜、番茄、小黃瓜夾著吃，這樣營養會更均衡。

(5)牛奶雞蛋族

很多上班族早晨起來，喝一大杯牛奶，煎一個雞蛋，吃一些肉片，拿上一個水果便匆匆衝出了家門，感覺這樣的早餐營養還不錯。

但營養專家指出，如此搭配，蛋白質、脂肪的攝入量是足夠的，但卻忽略了碳水化合物的攝入，並不是完美的早餐結構。

營養學家指出，正確的早餐應該是結構均衡的早餐，其中蛋白質、脂肪、碳水化合物的量應該保持一個合理的結構，碳水化合物是基礎，而穀類食物是碳水化合物的主要來源。

但隨著人們口味的變化及應對快節奏生活的需要，穀類食物常被人們忽視了。

常見的穀類食物包括大麥、玉米、燕麥、米、小麥等，以這些食物或含有這些食物成分的食品為早餐的主要內容，獲得的營養將會更充分，結構會更合理。

22 午餐不要隨隨便便

「上班族」由於工作忙、時間緊，去哪裡解決午餐確實是個難題。多數人選擇外賣便當或者吃公司的餐廳午餐，還有些人選擇了速食。另外，還有一部分人為了保持身材，甚至乾脆不吃午餐。

這種「打游擊」的飲食習慣一旦形成，就會出現下面這些症狀：

(1)胃病

很多人都有這種經歷，工作幾年後，胃就不知不覺出了問題，多數人認為這是因為自己的社交應酬多，飲酒過量造成的。

其實不然，引發胃病的主要原因就在於午餐的不規律和馬虎。

(2)精力不濟

處於腦力、體力雙重重壓下的現代職業人，經過一個上午的辛苦工作，中午如果只湊合著吃一頓沒有營養的飯食，那麼午後的工作效率肯定大打折扣。

(3)厭食

很多職業人沒有食欲不是因為工作太忙，而是午餐的「游擊戰」讓他

們喪失了胃口，每天雖然到了吃飯時間卻提不起吃飯的興趣，而水餃或麵條族卻因為天天對著老三樣而喪失了胃口。

(4)發胖

人們在午間沒有得到照顧的胃口通常會保留到晚餐時惡補一番，晚餐吃得津津有味，不知不覺就違背了飲食的規律——晚餐要少，這樣經過一晚的囤積，則容易發胖。

午餐在一天的工作中發揮「承上啟下」的作用——一般早餐占全天熱量的百分之三十，午餐占全天熱量的百分之四十，晚餐占全天熱量的百分之三十。

顯然，午餐有無營養對於上班族來說是很重要的。

23 上班族午餐方式的利與弊

經過歸納分析，現代都市上班族解決午餐有如下幾種方式。

(1)讓生意變得親切自然的商務午餐

我們時常在一些酒樓或是西餐廳裡能看到用手提電腦在演示的白領，盡管午餐的時間很短，但精明的白領們仍會抓住商機，力圖透過飯桌上融洽的氣氛來說服客戶接受他們的產品，客戶當然盛情難卻，生意也一拍即合。

這樣的午餐目的性很強，商務性也很強，通常在有一定資金支配權的公司高層身上發生。當然，帶著任務的午餐也就不僅是吃飯那麼簡單了，飯菜的營養也容易被忽視。

(2)和同事實行ＡＡ制

現代人一般都面臨生存壓力，尤其是對於那些已經把錢和房子的算式聯繫起來的人來說，每頓飯都在想吃掉了多少面積的房子，價格較高的午餐是奢侈品。

所以，一些小餐館成了很多人吃午餐的去處。有時候，一條小巷子裡

就會有幾家小飯館或麵食店，一到中午，每家都是門庭若市。

這些飯館大多價格比較低廉，適合幾個人一起吃，每人只要掏一些錢就可以解決午餐的問題了。

其次，跟同事一起吃飯還可以增進感情，平常「不准大聲喧譁」的公司氣氛很緊張，中午出來聚餐成了放鬆精神、調節情緒的最佳方式。

可是，這些小餐館一般只偏重幾道拿手菜，所以吃久了會出現營養失衡的狀況。

(3)坐在辦公室裡叫外賣

外賣省時、省事的特點，贏得了許多沒有時間吃飯或者對吃飯不講究、懶於活動的上班族的喜愛。只要打一個訂餐電話，餐館就會把便當送到各個辦公室，甚至送到每一個房間。

外賣一般都是固定搭配，通常一肉三菜，基本上沒有湯，這樣下去就會由於食物單一而導致營養不平衡。

另外，外賣的衛生問題也不是很樂觀。有的外賣就是自家自製的產品，沒有相關的食品衛生證明，也沒有店面，出了食品安全問題更是無法查找。

(4)公司提供的工作午餐

工作餐相對比較便宜，雖然葷素搭配，但為了節約成本，多數不會提供最新鮮的時令蔬菜。

加上工作午餐通常是大鍋飯，不僅口味欠佳，鹽分和油脂往往也超標，綠葉蔬菜不足。

長此以往，不但會導致營養失衡，還會引起免疫力下降，容易發生感冒、過敏、皮膚感染、高血壓、糖尿病、高血脂等疾病。

(5)務實派的快捷戰鬥——速食一族

有些人一到美食街即用最快的速度鎖定目標，付了錢後即點菜，多為香菇雞肉、黑椒牛肉、豉汁排骨等套餐。他們吃飯的速度奇快無比，就算自己不趕時間，也怕旁邊等位的人著急。

吃完了飯還可到門口的水果攤上買份去皮切好的哈密瓜、西瓜，邊吃邊走，整頓飯不過才花半小時的時間。

盡管剩下的時間已不多，但他們還是想省出時間來打個盹，以儲備些精力應付下午的工作。

這種吃午餐的方式不僅加重了胃的負擔，容易引發胃炎和胃潰瘍，而且由於食物咀嚼不完全，必然導致食物消化吸收不全，從而造成各種營養

素的損失。

(6)家常飯有滋味——自帶便當

早上上班的時候，有些人提著一只精巧的餐盒匆匆趕路，他們就是「便當」一族！把前一天晚上做好的飯菜拿到辦公室冰箱裡擱著，中午開動公司配備的微波爐加熱。

帶便當衛生、方便、省錢，不回家也可以吃到可口貼心的「私家菜」。通常選擇這種方式的以女孩子為常見。

便當很豐盛，每天都有不同的菜色，有時還加上一份滋補的湯以及水果。選擇便當的另一個重要原因是家裡的飯菜和餐具都很乾淨，不用擔心衛生問題。

帶飯最大的缺點是經過一上午的時間，食品中的營養流失比較嚴重，氣溫高時還容易變質。

此外，各種綠葉蔬菜中都含有不同量的硝酸鹽，烹飪過度或放得時間過長，不僅蔬菜會發黃、變味，硝酸鹽還會被細菌還原成有毒的亞硝酸鹽，使人出現程度不同的中毒症狀。

(7)既快速又方便——超市速食一族

有些人不想跟著別人擠，為了方便快速，在小超市或食品店隨便買上兩塊點心、一瓶優酪乳。他們認為早餐、晚餐都吃得很好，所以午餐簡單一些沒關係。

這樣的午餐過於簡單，而且營養不均衡，幾乎沒有纖維的攝取。

不吃飯或者用水果代替午餐

時下一些愛美的女孩怕糧食中的澱粉成分讓自己發胖，常常用水果來代替午餐。這種做法其實是有損健康的。

雖然水果香甜可口、營養豐富，含有豐富的碳水化合物、水分、纖維素以及少量的蛋白質、脂肪、維生素和礦物質，但粗纖維素含量及其特殊營養成分不如根莖綠葉類蔬菜，並缺少維生素Ｂ12，所含的胺基酸也不全面，鐵、鈣含量都較少。

如果長期拿一個蘋果或香蕉當午飯，營養就會不均衡，易患貧血等疾病。

24 什麼是健康的午餐

據營養專家介紹，超過七成的上班人士習慣於在中餐廳及速食店用餐。他們多吃一些高脂食物如排骨、牛腩及雞翅等，這些食物含有高飽和脂肪，對健康會構成很大的威脅。

午餐是三餐中補充食物最好的時候，應多攝取完整營養，尤其應強調蛋白質的補充。

在營養的設計上，要注意與自己的體力消耗結合起來。在進餐前半小時，最好能喝一杯生蔬菜汁或是吃些水果。

在一般情況下，每日米或麵的攝入量在三百～四百克左右，午餐至少應攝入一百六十克左右，這樣才會有充沛的精力勝任全天的工作、學習。

健康的午餐應以五穀為主，五穀雜糧既含有豐富的糖類、蛋白質、脂肪，也有較多的膳食纖維和維生素，再配合大量蔬菜、瓜類及水果和適量肉類、蛋類及魚類食物，並減少油、鹽及糖分，這樣才能保證午餐的營養攝入。

在健康午餐的主食中，以五穀飯為最好，同時若能將豆類加入，則營養更完整。

主菜可選擇一份魚或者肉，配一些蔬菜，如果是自帶主菜，在家烹調時炒至六、七分熟就行，以防微波加熱時進一步破壞其營養成分。

飯後，可以來一份乳製甜點（優酪乳、奶油甜點）、一小份果泥或者一份水果沙拉，以便促進消化。

午餐要盡可能多變換花樣，不要為了省事老是吃一種食物，盡量多食富含維生素A、C和微量元素的食物，多喝水，可選擇一些清熱的飲料如綠茶、菊花茶等，預防上火症狀。

在餐廳用餐者，要避免吃餡餅、比薩、燻肉之類的食品，它們都含有大量的脂肪，但卻不易被人覺察。

為了改進工作午餐品質，美食專家提出以下建議：

注意午餐中的「三低一高」，即低油、低鹽、低糖及高纖維。

注意營養午餐食物分量分配的「一二三」，即：六分之一是肉或魚或蛋類，六分之三是蔬菜，六分之三是飯或麵或粉（三者比例是一：二：三）。

宜吃蛋白質和膽鹼含量高的肉類、魚類、禽蛋和大豆製品等食物。

因為這類食物中的優質高蛋白可使血液中的酪氨酸增加，使頭腦保持敏銳，對提高理解和記憶功能有重要作用。

宜多吃瘦肉、鮮果或果汁等脂肪含量低的食物，要維持有一定量的牛奶、豆漿或雞蛋等優質蛋白質的攝入，這樣可使人反應靈活，思維敏捷。

忌以碳水化合物食物為主，大量食入富含糖和澱粉的飯、麵條、麵包和甜點心等食物，會使人感覺疲倦，工作時精力難以集中。

忌以方便食品代替午餐，例如速食麵、西式速食等，這些食品營養含量較低。

25 走出午餐的營養盲點

對於朝九晚五的上班族來說，恐怕每天最頭痛的就是中餐了。在路邊餐館享受午餐的人們，在憑著自己的喜好來決定吃什麼的時候，是否留意過，這樣吃對身體會不會造成不良影響，會不會影響到繁忙的工作進程？

以下是午餐的五大營養盲點，讓我們聽聽專家是怎麼說的：

(1) 多吃辣椒可保護視力

現在最火的菜系要屬川菜和湘菜了，麻辣鮮香，怎麼吃怎麼對味。麻辣自然離不開辣椒。對於辣椒，營養學教授說：辣椒有其雙面性，有好也有壞，好的一面就是辣椒中含有充足的維生素C和豐富的纖維，熱量較低，而且辣椒中還含有人體容易吸收的胡蘿蔔素，對經常面對電腦螢幕的白領的視力有好處。

適量辣椒能開胃，有利於消化吸收，但不能吃過量。

太辣的食品對於長期胃潰瘍的人不合適，對口腔和食道也會造成刺激。吃得太多，容易令食道發熱，破壞味蕾細胞，導致味覺喪失。

(2)麵食是工作的「動力之源」

現代人比較喜歡麵食，麵食種類之豐富也可稱得上百花齊放。單就麵條來說，各地吃法不一，繁簡不一，口味也極不相同。

對於上班族來說，中午僅吃麵食所攝取的熱量是絕對不夠的。無論是水餃還是麵條，其中所含蛋白質、脂肪、碳水化合物等三大營養素都偏低，尤其是一些礦物質、維生素等營養素更是缺乏。

雖然吃麵食飽得快，但營養成分會很快被身體吸收利用，容易產生饑餓感。

對於下午下班晚或者下午工作強度大的人來說，根本不能確保肌體整個下午的能量供給，從而導致工作效率下降。

麵食店為了讓青菜更香，多半淋上豬油，這會使飽和性油脂偏高，而失去吃青菜的意義。因此經常以麵食為主的上班族，最容易缺乏的就是纖維素，回家吃晚餐時，應該多補充青菜和水果。

(3)少飯多菜，保持身材

許多愛美女性一般早餐只吃蘋果和牛奶，午餐時只吃豐盛的菜品，而不吃主食。

其實，這是一個錯誤的觀念，導致體重增加的主要原因是攝取的熱量超過身體所需，而非澱粉質食物。

以一天的建議總熱量為一千四百千卡來看。若是分配到三餐中，午餐約需攝取五百五十～七百千卡，而蔬菜的熱量含量低，根本無法滿足這一需求。

要想合乎均衡飲食的原則，就必須適量地補充飯，長期下來才不會影響身體健康。

(4)帶飯多裝綠葉蔬菜

為了保證營養均衡，一些狀況許可的上班族採取了自帶午餐的方式。為了保證充分的能量，自帶飯時，蔬菜炒到六、七成熟即可，以防微波爐熱飯進一步破壞其營養成分。

葷菜盡量選擇含脂肪少的牛肉、雞肉等。適合於自帶飯的食品有水果、飯、牛肉、豆製品、各種非綠葉蔬菜、優酪乳等。

(5)水果代替午餐

有些女士為了保持身材或者減肥，中午以水果代替午餐。水果雖然含多種維生素和糖分，但缺少人體需要的蛋白質和某些微量元素。

長此以往，不但容易導致營養失衡，還會引起免疫力下降，容易發生感冒、過敏、皮膚感染等疾病。

因此，特別提醒愛美的女性，不能用水果當午餐。

26 晚餐不當，易引起現代疾病

越來越多的科研成果證實，危害人類健康的高血脂、心血管疾病、糖尿病、肥胖症以及癌症等，大部分都與飲食不當有關。

特別是晚餐攝入不當，很容易導致多種疾病。營養學家和醫學專家研究認為，晚餐不當易引起多種現代疾病，以下是常見的幾種症狀：

(1)肥胖症

由於人們在晚上一般活動量較少，熱量消耗低，如果晚餐吃得過飽，特別是吃進大量的油膩食物，就會造成體內血糖、胺基酸及脂肪酸的濃度驟然升高。

隨著入睡時能量消耗明顯減少，多餘的熱量在胰島素的作用下大量合成脂肪，沉積在體內，不僅使身體趨於肥胖，還容易引發動脈硬化、脂肪肝、冠心病等症狀。

因此，晚餐宜清淡，攝入的熱量不超過全天總熱量的百分之三十～百分之三十五才是合理的，這對於防止和控制發胖有益。

(2)尿道結石

研究認為，尿道結石與晚餐太晚有關。

這是因為尿道結石的主要成分是鈣，而食物中含的鈣除一部分被腸壁吸收外，大部分被排出體外。

據測定，人們排尿高峰一般在飯後四～五小時，如果晚餐過晚，排尿高峰期人處於睡眠狀態，尿液全部留在尿道中，久而久之就會形成尿道結石。

(3)高血脂、高血壓

大量的臨床醫學和研究資料證實，晚餐經常進食葷食的人比經常進食素食的人血脂一般要高三～四倍。

再加上人在睡覺時血液運行速度大大減慢，大量血脂就會沉積在血管壁上，從而引起動脈粥樣硬化，使人得高血壓病。

而已經患高血脂、高血壓的人，如果晚餐經常進食葷食，無異於火上加油，使病情加重或惡化。

(4)冠心病

晚餐如果吃得過於豐盛，勢必會增加熱量的攝入，從而引起血膽固醇的增高。長期下來，過多的膽固醇堆積在血管壁上，就會誘發動脈硬化和冠心病。

(5)糖尿病

糖尿病是現代中年人的第一號殺手，一旦誘發便難以治癒。糖尿病的病因，就在於平時晚餐吃得過飽，反覆刺激胰島素大量分泌，造成胰島素細胞負擔加重，進而衰竭，從而誘發糖尿病。

(6)腸癌

晚餐過飽，必然有部分蛋白質不能被消化吸收，這些物質在腸道細菌的作用下，可以產生一種有毒有害的物質。

再加上睡眠時腸壁蠕動減慢，相對延長了這些物質在腸道的停留時間，長此以往容易引發大腸癌。

(7)急性胰腺炎

急性胰腺炎病發時，容易使人休克，若搶救不及時，往往危及生命。而晚餐時暴飲暴食，很容易誘發晚間急性胰腺炎。

如果膽道內再有結石嵌頓、蛔蟲梗阻、慢性感染等，則會使病情加劇，使人在睡眠中休克，就是身強力壯的人也會因搶救不及時而造成死亡。

(8)神經衰弱

中醫認為「胃不和，臥不安」，如果晚餐過飽，必然造成胃腸負擔加重，胃腸、肝、膽、胰等負擔增大會產生資訊傳給大腦，使大腦相應部位的細胞活躍起來。

一旦興奮的「波浪」擴散到大腦皮質的其他部位，就會誘發各種各樣的夢。

做夢過多常使人感到疲勞，久而久之就會引起神經衰弱等疾病。

27 晚餐的進食要點和時間

營養專家指出，晚餐中應盡量避免高糖、高脂肪類食物，不吃或少吃水果、甜點、油炸食物。

科學家的一項研究結果顯示，即使攝取白糖的數量相同，但若攝取的時間不同，就會產生不同的結果。這是因為肝臟、脂肪組織與肌肉等的白糖代謝活性在一天二十四小時不同的階段中，會有不同的改變。

由於運動能抑制胰島素分泌，對白糖轉換成脂肪也有抑制作用，所以攝取白糖後立即運動，可抑制血液中中性脂肪濃度升高；而攝取白糖後立刻休息，結果則相反，久而久之會令身體發胖。

不少人有晚餐時喝酒的習慣，這種習慣並不利於健康。過多的酒精在夜間會阻礙新陳代謝，因酒精的刺激，胃得不到休息，導致睡眠不好。

晚餐應選擇含纖維和碳水化合物多的食物，應有兩種以上的蔬菜，如涼拌菠菜，既增加維生素又可以提供纖維。

麵食可適量減少，適當吃些粗糧。同時可以少量吃一些魚類。

需要補鈣的人，可以利用晚餐這一大好時機。補鈣不宜集中在一個時

間段，人們一般選擇在早晨喝牛奶、豆奶等富含鈣食品，所以，服用鈣片的時間不必再選擇早晨。

另外，人體在晚間十二點以後至凌晨這段時間內血鈣最低。這時一些敏感人群，如孕產婦、老年人就會出現夜間腿部抽筋缺鈣現象。

因此，鈣劑選擇在晚餐後即服，吸收效果最佳。需要特別注意的是，普通人在晚餐時不要食用含鈣高的食物或鈣劑，以免引發尿道結石。

至於晚餐的最佳進食時間，有關專家認為，應在下午六時左右，如果不得已需要推遲，也應盡量在晚上八點以前進餐，八點以後吃進的任何食物對我們都是無益的。

然而現在都市家庭用晚餐的時間普遍推遲，一些家庭要在晚上八、九點鐘，甚至十點多鐘才進餐。

老人為了等兒子、兒媳們一起回家進餐，盡管肚子已饑餓，仍繼續忍受。長此以往，疾病自然難免。

28 吃飯要細嚼慢嚥

當今時代的生活節奏越來越快，人們在各個方面都不得不講求速度，甚至在吃飯的時候也不例外，狼吞虎嚥，快速進食，成為很多人的進食方式。

但是也許這些人並不知道，吃飯的速度也是影響自身健康的一個重要因素。

狼吞虎嚥不僅加重了胃的負擔，容易引發胃炎和胃潰瘍；而且，由於食物咀嚼不細，必然導致食物消化吸收不全，從而造成各種營養素的損失。

吃飯過快的人還有一個共同點，那就是身體超重。正常情況下，一個人從開始吃飯到飽了的信號傳給大腦，大約需要二十分鐘，如果僅用五到六分鐘就吃完一餐，那麼大腦根本就沒有機會告訴你的身體它已經飽了，結果導致吃得過多。

身體裡儲存了過多的食物和熱量，最終造成肥胖，而肥胖是各種疾病的誘因。

專家指出，吃飯的時候應該細嚼慢嚥，使大腦有足夠的時間意識到你

正在吃飯，從而自動調節好身體各個器官的狀態。

在美國、日本、法國等一些發達國家，人們已經普遍認識到「慢餐」的好處，不少專家還為此發布宣言，積極推行「慢餐」進食。

健康與營養學專家也一致努力宣導新的飲食觀念：「想長壽嗎？慢點兒吃。」

這些專家甚至列舉「速食綜合症」的種種表現，從而激發人們擯棄口味千篇一律的速食，回歸豐富的傳統美食習慣和美食文化，並啟發人們懂得「吃得越慢，活得越久」的道理。

「一口飯嚼三十次，一頓飯吃半個小時」，良好的慢食習慣可以達到減肥、美容、防癌、健腦的效果。

有研究證實，細嚼慢嚥可以提高大腦的思維能力，同時，乾嚼有健腦功能，可增加腦細胞的資訊傳遞，提高大腦的工作效率，產生防止大腦老化和預防老年癡呆症的作用。

足夠的唾液能很好地與食物混合在一起，可以幫助腸胃消化營養。科學家指出，口腔唾液是人體的第一道防線。

唾液中含有一些酶、維生素、激素、無機鹽和蛋白質，這些成分，尤其是酶具有抗癌作用。

有醫學專家透過實驗證實，如果每口飯能嚼十二次，就能基本上消除食物中所存在的致癌物質。

其實，咀嚼的速度要根據食物的種類而定。吃香蕉總比吃蘋果快，吃肉比吃蔬菜慢，在一般情況下，有一個原則：

「一口食物要保證咀嚼十二次以上，一定要把食物嚼爛再嚥下去。細嚼慢嚥好處很多，養成這種飲食習慣的人盡管食量不大，但比那些狼吞虎嚥的人更能充分地吸收養分和能量。」

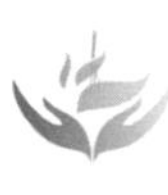

29 改掉挑食的習慣

維生素是人體生命活動所必須的微量有機物。到目前為止，已知的人體必須的重要維生素有二十多種，它們對維持人的生命存在發揮至關重要的作用，這就是人們稱之為「維生素」的原因。

人體如果缺乏了這些維生素，生長發育就會受到影響，還會引發各種缺乏維生素的病症。

例如，

缺乏維生素A，兒童就會發育不良，得夜盲症（一種在夜間便會產生視力障礙的病症），呼吸及腸胃易受細菌的感染；

缺乏維生素B，易得腳氣病及厭食、心臟活動失調等病症；

缺乏維生素C，會得壞血病，還會影響到人體新陳代謝的調節；

缺乏維生素D，人體吸收鈣、磷等微量元素的功能會降低，兒童會得軟骨病。

大自然為人類提供的各種食物，是各種維生素與礦物質的豐富寶藏。然而，有不少人，特別是生長發育處於旺盛期的青少年，盡管把肚皮吃飽了，可仍然會發生維生素及礦物質供不應求的現象，長期處於「營養饑餓」的狀況，以致生長發育緩慢，身體素質低下。

可見，日常生活中豐富多樣的蔬菜種類對於人的生長發育是非常重要的。

因此，在飯桌上我們不應挑食。

30 勤換花樣少罹癌

食物防癌已是一個老生常談的問題了，人們在安排食譜時總要費盡心思地去考慮哪些食物防癌、哪些食物致癌，往往難以取捨。

其實，根本用不著如此「煞費苦心」。科學家的最新調查資料顯示，飲食單一、長期偏食、挑食才是誘發癌症的罪魁禍首。

研究發現，長期以玉米、山芋、豆類等富含粗纖維的食物為主食，食道、胃等上消化道細胞容易被食物磨損，這就需要相當數量的蛋白質來進行修復。

如果食譜中缺乏蛋白質，就可能導致上消化道上皮細胞異常分化，細胞缺損嚴重，進而促使癌症提早發病。

至於長時間以肉類等含脂肪過多的食品為主食，脂肪容易在下消化道，即大腸、胰臟等器官周圍聚集，形成厚厚的脂肪膜，從而影響細胞分解，致使上皮細胞增生，時間一長同樣誘發癌變。

其實，癌變是一個長期的可逆性過程。在這個過程中，只要有一段時間中斷，整個癌變過程又得重新開始。

有鑑於此，我們不妨來個針鋒相對，經常改變口味，變換食譜，不斷打亂癌變的病理過程，從而拒癌於體外。

如此簡便的防癌方法，比起在食物的選擇上挑挑揀揀不是更容易操作嗎？

31 站立吃飯最科學

通常，我們習慣坐著吃飯，也有人習慣蹲著或者站著吃飯，但是很少有人關心究竟哪種吃飯方式比較科學合理。

最近有醫學家指出：站立吃飯最科學，坐式次之，下蹲式最次。這是因為：下蹲時血流易受阻，而吃飯時胃腸道需要大量的血液，以幫助消化吸收。蹲著吃飯，下肢的血液不能很快回流，必然影響食物的消化吸收，易引起消化道潰瘍。

而且，蹲著吃飯使腹部受到擠壓，吃進的食物在胃裡停留時間延長，也影響腸胃蠕動和胃液的分泌，久而久之，人的食欲和胃的功能就會受到抑制，使身體健康受到影響。

而站式最有利於食道通暢、胃部血液的供應及消化腺體的分泌。

另外，以下的這些進餐方式更是要不得：

(1)邊走邊吃

從衛生的角度來看，大街上車水馬龍，車來人往，塵土飛揚，這時食物很容易被微生物、煙塵污染。吃了被污染的食物，對人體健康當然是不利的。

從人體消化系統的角度來看，消化系統的活動是受神經系統支配的，如果邊走邊吃東西，人的神經系統的活動就不能集中，一方面要注意過往的行人，另一方面還要指揮消化系統的活動。

這樣一來，胃腸的蠕動、消化液的分泌都會減弱或減少，吃進去的食物不能很好地消化，長期下去，就會損害胃腸道的正常功能，易患胃病。

(2)邊唱邊吃

在一些較高檔餐廳和卡拉ＯＫ歌廳等娛樂場所，邊唱邊吃成為一種時尚。其實，邊吃邊唱對人的身體有弊而無利。

心理學研究證實，邊唱邊吃易導致行為性厭食症。這是因為某種資訊的重複刺激，可使人產生條件反射。通常，邊吃邊唱，一到吃飯的時候就難免想唱幾句，一旦沒有此種環境，就可能食不知味，對食物產生厭惡感。

而且邊吃邊唱還會使整個消化系統不能專一合作的工作，唾液、胃液不能正常分泌，時間一長，就會導致胃炎、胃潰瘍、腸炎等疾病。

更重要的是，娛樂場所的麥克風一般使用頻率較高，使用者眾多，難免會留下流感、肝炎、肺結核等病毒，邊吃邊唱，極易引起感染。

(3)邊看電視邊吃

一項研究證實，電視機會產生高濃度的溴化二惡英和其他溴系有毒物質，這些劇毒化學物主要是電視機內的阻燃物在高溫時裂變、分解產生的。日本國立環境研究所檢驗發現，在電視機內的灰塵裡，平均每克就能測出四．一微克溴化二惡英，同時還含有二百三十微克聚溴化二苯醚。溴化二惡英的致癌作用非常大，而且還會引發心血管病、免疫功能受損、內分泌失調、流產或精子異常等。

由於其來源廣泛、毒性強，已被世界各國公認為是對人類健康具有極大潛在危害的全球性散佈的重要有機污染物。

另外，吃飯看電視還使部分學生與父母的溝通減少，容易造成性格孤僻，使青少年成為既不健康也不快樂的人。

32 餐前進湯，兩餐間吃水果

每日飲食離不開飯、菜、湯和水果，可按什麼順序吃這些食物才合理，許多人並不清楚。實踐證明，有序進食才能保證飲食中的營養充分被人體吸收，那麼，究竟按怎樣的順序進食更有合理性和科學性呢？

喝湯（水）應在進餐前。

首先我們來區分一下湯的種類。

(1)清湯：

以瓜菜為主煮成的，如白菜湯、絲瓜湯、冬瓜湯等。材料可以選用時令蔬菜、冬瓜、絲瓜、黃瓜、冬菇、菜乾、豆腐等，飲用這類湯一般無禁忌。

(2)濃縮湯：

以骨頭和去皮肉為主，長時間燉煮而成的濃湯，或以豬骨、雞腳、連皮家禽、肥肉類煮成的飽和脂肪含量高的肥膩湯。

這類湯由於含有大量嘌呤，痛風病人不宜喝。同時，這類湯對胃腸道有一定刺激，故胃腸功能虛弱者、老年人、兒童、孕產婦等均不宜飲用。

(3)其他湯：

凡是加有果實類（如木瓜、蘋果、蜜棗、紅棗、蓮子）、藥材類（如黨參、當歸）、根莖類或乾豆類的湯水，入口甜膩或粉質感重的，喝得太多會使血糖升高，因此只宜少量飲用。

正確的方法是飯前喝湯，而飯後喝湯或飯中喝湯（如開水泡飯）都不利於健康。

俗語說：「飯前喝湯，勝似藥方。」餐前飲用少量的湯，可以補充體內的水分，潤滑並保護口腔、食道、腸胃，有利於溶解食物，促進對食物的消化與吸收。

如果飯前不喝湯，吃飯時粗糙食物對胃的刺激大，極易傷胃，造成胃病。而飯後因胃液的大量分泌使體液喪失過多而產生口渴的感覺時才喝湯，反而會沖淡胃液，影響食物的吸收和消化。

吃飯時，有人習慣將乾飯或硬饃泡湯吃。由於湯泡飯飽含水分，鬆軟易吞，人們往往懶於咀嚼，把食物快速吞嚥下去，這就給胃的消化增加了負擔，日子一久，就容易導致胃病的發作。

需要注意的一點是，餐前喝過多的湯會稀釋消化液，影響對食物的消化吸收。此外，胃的容量是固定的，大量的湯會佔用胃部一定的容量，減少正餐的攝入量，降低攝入食物的豐富性和全面性。因此，清淡的湯可以在飯前適量飲用一碗，否則應少量飲用。

吃水果應在兩餐之間

餐前進食水果，可使正餐的進食量減小，從而影響蛋白質、澱粉、脂肪等攝入；飯後馬上吃水果也不正確，久而久之會導致消化功能紊亂。

這是因為，當人吃了熟食後進食水果，會使體內的白血球顯著增多，猶如對付病菌入侵一樣處於「緊急戰備」狀態，這種有害習慣長期下去，會使肌體免疫系統功能受到干擾和破壞。

同時，消化慢的澱粉蛋白質會阻礙消化快的水果的消化吸收，所有的食物一起攪和在胃裡，而水果在體內三十六、七攝氏度高溫下會產生發酵反應甚至腐敗，出現脹氣、便祕等症狀，給消化道帶來不良影響。

此外，含鞣酸成分多的水果，如柿子、石榴、檸檬、葡萄、酸柚、楊梅等，不宜與魷魚、龍蝦、藻類等富含蛋白質及礦物質的海產同吃。

如果同吃，水果中的鞣酸不僅會降低海產蛋白質的營養價值，還容易和海產品中的鈣、鐵結合成一種不易消化的物質，這種物質能刺激胃腸，引起噁心、嘔吐、腹痛等。所以營養專家建議，食用了這些海產後，應間

隔二～三小時後再享用水果。

因此，我們推薦水果的最佳進食時間是兩餐之間。一般可以在每天上午九～十點，下午三～四點或睡覺前二小時進食。正常人每日進食一～三次水果均可。糖尿病患者在血糖穩定的前提下，每日可在兩餐間攝取一次低糖型或中等量糖的水果，如西瓜、奇異果、蘋果、梨等。

總而言之，我們推薦的正確的飲食進餐順序應為：湯↓蔬菜↓飯↓肉，水果在兩餐之間進食。

33 進餐前要注意心理調適

研究證實，人在生氣或極度緊張、恐懼等不良心理狀態下，交感神經過度興奮，消化液分泌顯著減少，胃腸蠕動失調，食道、胃、腸的括約肌會強烈收縮，從而引起食欲銳減。這樣，進餐時飯菜再好也難以下嚥，甚至還會出現噁心、嘔吐和其他消化功能紊亂症狀。

如果常在不良心理狀態下進食，造成經常性食欲減退，時間一長，就會嚴重損害人體器官，從而使人患病。胃潰瘍、神經性厭食、幽門痙攣的發生，都與人們不注意就餐時的心理衛生有關。

因此，進餐前要盡量忘掉令人煩悶的事情，餐桌上不要談論不愉快的話題，作為家長，也不應在餐桌上教訓孩子，否則不僅影響你自己，也會使孩子的胃口不好、消化能力降低。

當自己的心緒不佳時，可以稍微等待一下，待調整或穩定一下情緒後再進餐；進餐環境應盡量佈置得潔淨、舒適一些，餐桌上可以說些輕鬆愉快的話題，但不宜大聲說笑。若環境允許的話，可以播放一些悅耳柔和的輕音樂。

34 改變造成肥胖的不良飲食習慣

在一個由速食、高速網路、自動提款機、飛馳的轎車組成的世界裡，要維持一個健康、合理的飲食習慣實在太難了。飲食本來是我們日常生活的一項重要內容，現在人們卻不太留意：究竟我們把什麼東西放進了嘴裡？更有甚者，自以為一些不好的飲食習慣能達到減肥的目的，事實上卻導致了體重的增加。

要改變不健康的飲食習慣，並不像你想像得那麼難和那麼費時。在嘗試讓你滿意的飲食方法之前，不妨先改掉幾個不良的生活習慣。

(1)不吃早餐害處多

雖然很多人不吃早餐，但這種做法很有害。在一天的開始吃一頓健康的早餐，不僅讓你精力充沛，也會幫你對一整天的飲食作出健康的選擇。吃早餐可以幫助你在一天的剩餘時間裡攝入更少的熱量。如果早餐吃得足夠好，在吃中餐時做出壞選擇的可能性就小了。

早餐時可以喝一碗麥片和一杯低脂肪酸乳酪，或者吃個荷包蛋和麵包，當然也吃點新鮮蔬菜和水果。

(2)睡前吃東西影響睡眠

如果你想睡個好覺，就不要在睡前吃東西。雖然到目前為止並沒有決定性研究證明睡前吃東西導致肥胖，但在睡前三小時內吃太多食物或吃一些辛辣食物、高脂肪食物、含咖啡因的食品卻能影響睡眠品質，使人們在第二天感到乏力，甚至一整天都沒精打采。

如果你在睡前感到有點餓，切忌吃上面提到的各類食物，可以吃少量新鮮水果。

(3)暴飲暴食讓你變胖

如果人們暴飲暴食的是芹菜和萵苣，營養學家就不會認為這種形式的餐飲方式是個問題了。不幸的是，暴飲暴食時，吃下的恰恰是一些高脂肪食物，例如薯片或餅乾等，會導致身體變得肥胖。

專家認為，每天進食五～六次，每次的分量要少，這樣的方法強於一日三餐。

這樣不僅能控制一個人每天的食欲，還能減少吃多的機率，可以使身體一整天都在消耗熱量，新陳代謝保持在高水準。

(4)餓著不吃更容易造成脂肪堆積

你以為餓著可以減肥，其實與你想的正好相反，餓了卻不吃飯，身體的第一反應就是儲存脂肪，結果導致體重增加。

一個人長時間不吃飯，處在饑餓狀態，身體就會非常難受。當你終於再次進食時，你的身體會認為它需要儲存熱量，因為它不知道你下次進食會拖到什麼時候。這樣，你體內的脂肪就會越積越多。

假設你挨餓是想保持身材苗條，那麼你需要重新考慮一下你的食譜，制訂一個飲食計畫，根據自己的鍛鍊強度確定食譜。你應該確定所吃的食物中有大量水果、蔬菜、粗糧，也包括肉和魚。

最好的減掉脂肪的方法是規律飲食和有規律的鍛鍊，絕對不能透過剝奪你體內的熱量和營養來減肥。

(5)邊吃東西邊做事容易吃過量

人們邊做其他的事情邊吃飯，經常是不知不覺就吃過量了，久而久之，身體就容易發胖。

假如一個人一邊看電視，或者正同別人透過電話聊天，抑或玩電腦遊戲，一邊吃飯，這些分心的事情都會分散身體對饑餓感和過飽預兆的注意力。

一次只將注意力集中在一件事情上。吃飯就專心吃飯，畢竟吃飯不是比賽。

(6)吃得太快會攝入多餘熱量

吃得太快對身體沒有任何好處。吃得太快不但看上去不文明，也容易使體重增加。

正常情況下，一個人從開始吃飯到飽了的信號傳給大腦，大約需要二十分鐘，如果僅用五到六分鐘就吃完一餐，那麼大腦根本就沒有機會告訴你的身體：它已經飽了。結果你吃得過多，身體裡儲存了過多的食物和熱量。

吃飯的時候應該細嚼慢嚥，享受美食的味道，這樣大腦就有足夠的時間意識到你正在吃飯，也可以給你的身體發出你是否吃飽了的信號。

如果你早餐或午餐的時間有限，那麼只給自己準備一小份飯菜，這樣，即使你很快就吃完了，身體也不會攝入多餘的熱量。

(7)飲水太少影響新陳代謝

包括人類的所有生命體中，水是維持生命形式所必需。這不再是什麼祕密。如果一個人一天內不喝足夠的水，新陳代謝就會慢下來，可能導致

體重增加，因為水是所有新陳代謝功能所必須的，連消耗熱量都需要水。一個人應該在一天內喝大量的水。

每人一天應該喝下八到十杯水，如果你經常運動，可能需要喝更多的水。

(8)吃水果和蔬菜太少損失營養

在日常的飲食習慣中，如果身體攝入水果和蔬菜的數量太少，也會影響身體健康。

水果和蔬菜的價值對於人體健康的影響是無法估量的，就是說，糖、麥片、玉米固然對於人體的營養補充有非常重要的意義，但人體每天還需要五～十份水果和蔬菜。

當身體需要大量維生素和礦物質的時候，只有一種方法可以滿足身體的需求，那就是食用大量的水果和蔬菜。如果你老是記不住每天吃個胡蘿蔔或者蘋果，那就注意多吃點蔬菜、喝些果汁。

(9)餓著肚子購物可能會買不適合你的食品

從本質上說，餓著肚子到商場購物也沒有什麼不好的，問題是這樣可能導致你挑選一些不健康的食物。

當你饑餓的時候，你會覺得任何東西都可能是美味。

所以，當你餓著肚子走進商店，採購的貨品裡面很可能有各種營養成份不高的小食品。

所以，在去購物前，吃個蘋果和麵包，這樣在採購時就不會老想著商店裡那些零食了。

35 美食塑身八大守則

(1)要用早餐

因為人在睡眠期間不進食，所以，每天清晨起床後，體內的血糖值要比一天中其他時間低。而人的大腦需要靠葡萄糖來進行正常工作。因此，早餐是一定不可缺少的。

(2)要慢食

因為慢食可以讓你把食物咀嚼得更細。這可使唾液更好地分解食物，讓食物更容易被消化和吸收（吃下去的食物塊越小，越有助於食物在消化道中的輸送），還可以防止燒心和胃腸漲氣。

此外，要記住：當你在進食的時候，大腦需要大約二十分鐘的時間才能得到「我吃飽了」的信號。所以，慢食可以防止你過量進食。

(3)要少食

現在飯館裡的菜量比以往有所增加，肥胖兒的數量也在增加。肥胖症給人帶來的不僅僅是外觀上的難看，更嚴重的是它還會導致心臟病、中風、糖尿病甚至癌症。所以，為了你的健康，一定要遵守建議的進食量。

(4)要多餐

因為在多於四~五小時內不吃東西，你體內的血糖值將降低。這樣一來，你的身體會渴望攝入大量的糖分。這會使你產生疲乏和饑餓的感覺。因此，你不妨吃些健康的小吃（比如：一個蘋果，一小塊乳酪）。有了這些小點心，你到晚餐時就不會是饑腸轆轆，而只是想吃一些低脂肪、高蛋白質的食品，比如雞胸沙拉。

(5)多吃高纖維食品

纖維會使你很快就有吃飽的感覺，並在長時間內保持這種感覺。纖維還可以幫助你維持你的血糖值（血糖使你保持精力），並維持你的大便有規律。含纖維豐富的食品有：水果，蔬菜和豆類。

(6)感覺到餓時再進食

有很多人會在無聊或難過時，喜歡心不在焉地大嚼薯條或餅乾，這真是大錯特錯。因為這樣會讓人在不知不覺中過量地進食。

所以，當你面對美食時，先問問你自己是否真的餓了。如是，那就吃吧。如否，最好打住！去做些你感興趣的事情，分散一下你對食品的注意力吧。

(7)要吃甜品

甜品是一頓飯結束的標誌。

記住：一定要在餐畢立即用甜品，不要讓你的胃有任何多餘的空間！只有這樣，才既不會超量進食，又能大飽口福。

(8)要保證充分的睡眠

據一些調查研究證實，疲憊的人要比充分休息好的人多吃很多。因為疲憊的人大多需要靠食物和含咖啡因的飲料來讓精力為之一振。

因此看來，擁有八～十小時的充足睡眠，你將無需借助糖類或咖啡因就能保持充沛的精力。

36 美腿應注意飲食

美腿除了應該注意鍛鍊外，還應該注意飲食。因此，選擇好預防腿足腫脹的食品很有必要。

選擇蘋果、芹菜等鈣類食品

注意攝取鈣質的量不能太少。鈣攝取不足會影響神經的傳達，甚至產生肌肉痙攣，加重腿足腫脹的程度。

「瞄準」富含維生素B族的海苔、芝麻、花生等食物

維生素B1可改善雙腿的疲勞甚至浮腫，維生素B2能加速脂肪的代謝。多吃含維生素E豐富的植物油、瘦肉類、乳類、蛋類、綠葉菜等食品。維生素E具有抗氧化的作用，能使你的腿部肌肉充滿活力而不鬆馳。此外，應適當節制、少吃刺激性的食品，如糖、脂肪和咖啡等。要多吃新鮮蔬菜和水果，因為蔬菜和水果中富含水分和纖維，能幫助你改善雙腿的線條。

同時還要注意的是，不要在晚上吃澱粉含量過多的食物，因為它會囤積在體內，使下半身變胖，腿部變粗。

37 減肥莫減水

有的肥胖患者不僅過度節食，而且連水也不敢多喝。其實，飲水不足恰恰是減肥的大忌。

美國一位專門研究肥胖疾病的專家指出：如果不喝足水的話，許多人會變得過度肥胖、肌肉彈性減退、各種臟器功能下降、體內毒素增加、關節和肌肉疼痛，甚至還會導致「水瀦留」等疾病。

原來，肥胖者飲水不足將導致不能把體內多餘的脂肪及時代謝掉，相反，在缺水狀態下，身體會自發性地保留水分。

即：使身體積蓄一部分水作為補償，這反而更增加了體重。

這種狀況還會使整個身體的新陳代謝發生紊亂，導致嚴重後果。

所以，減肥者切莫「減水」。

其實，在控制食物熱量的同時，充分喝水可以使代謝運轉得更正常，體重更易獲得控制。

喝下的水，雖然暫時會使體重增加一些，但很快就排出體外，不會長久地滯留在身體裡。當然，有心、肝、腎功能衰竭的人例外。

事實證明，不少肥胖者在適當控制飲食後，多喝水，都使體重恢復了標準體重，健康狀況也得到了改善，胖者多飲水可說是減肥的一個訣竅。

38 飲食排毒

你知道嗎？人體內有很多「垃圾」，人們體內的垃圾要經常打掃乾淨，否則，人體的器官就會發生病變。現代的生活方式與環境使肌體比以往存在更多的有毒物質，極大地影響著肌體的新陳代謝。

人體內的有毒物質主要來源於兩個方面：一是大氣與水源中的污染物，透過呼吸及進食侵入人體內，鉛、鋁、汞等重金屬就是其代表；另一個是食物在體內代謝後的廢物，如自由基、酶、硫化氫等。

所以，對於我們每一個人來說，清除體內垃圾不僅是必須的，而且已成健康時尚。

人體排毒最有效的方式是控制每天攝取的食物，這是減少體內負擔最簡單的方法。

然而，排毒有點像費力擦拭摩天大廈的外窗一樣，總是過不了幾天，玻璃上又累積了一層厚厚的污垢。

人體的排毒機制永遠趕不上廢物累積的速度。

所以，飲食排毒要持之以恆。

(1)嘗試素食排毒

對於沒有吃素經歷的人，可以嘗試用以下方法來進行排毒。

第一階段：吃小素和花素。

這個階段的時間沒有限制。每個月先是吃一天素，後來吃兩天素，然後逐步增加吃素的天數。

在最初的時間裡會覺得很新奇，可是隨著素食時間的延長，還沒有習慣素食的人，會覺得所吃的食物過於清淡，甚至可能輾轉反側，很想多嘗肉味。這個時候一定要有毅力。

此外，一旦改變自己的飲食，家人、朋友或同事可能會製造一些壓力。素食者要為自己的選擇感到高興，要有毅力，向別人解釋你選擇素食的理由，同時也要尊重別人的飲食選擇。

第二階段：吃肉邊素。

如果和朋友一起吃飯，朋友不了解你吃素的習慣，你就可以吃肉邊素。這樣不會給吃肉的朋友添太多麻煩，別人點什麼就跟著一塊吃，只是吃青菜而已。

這個階段可能會吃較多的食物，因為素食是低脂的。體重可能會減輕，

因為素食食品的熱量較低。

第三階段：吃純素。

在這個階段，只吃穀物、豆類、堅果、種子類蔬菜和水果等。要為自己安排飲食，盡量多吃不同種類的植物。

只有這樣，才能使自己吸收多種營養，達到飲食均衡。也只有如此，才能使食物味道多元化。

(2)生食排毒計畫

生食排毒計畫又稱定期單一飲食計畫，十分簡單易行。該計畫要求在一天到幾天不等的時間裡，只吃生的水果蔬菜以及果汁、蔬菜汁。每個人都可以借助這個方法收到立竿見影的效果。

如果一個頑固的肉食者既無法做到吃素，又想迅速地排毒，執行生食排毒計畫，就是一種不錯的選擇。

生食排毒計畫有著很簡單的原理。

淋巴系統負責對人體進行清潔，收集體內廢物，分解並排除毒素。而生食排毒飲食，就是減少人體在消化食物上所耗費的能量，把能量節省下來，讓淋巴系統加以利用，使其他器官能更好地工作。

而且由於吃生食，導致食物量少，使胃腸得到充分休息、恢復，增強了排泄能力，有利於排出廢物、毒素，還可以使人體從食物中最大限度地獲取營養。

那麼，如何以生食排毒呢？不妨嘗試一下以下三個策略：

A喝一天果汁。

在一天中，斷斷續續地喝果汁，也可喝蔬菜汁。上午喝果汁比較好，然後下午喝蔬菜汁，晚上再喝果汁。只要自己願意，怎麼喝都可以。在需要的時候喝。

用家裡的榨汁機為自己準備各種口味的果汁吧！

B連續三天喝果汁、吃水果、喝冰果露。

除了每天喝新鮮的果汁以外，還可以吃水果和冰果露。葡萄乾等乾果也可以吃，只要這些乾果是自然曬乾的就可以。製作冰果露很容易，把蘋果汁或橙汁放在攪拌器裡，加入冰凍的香蕉或者其他水果。轉眼間，一道美味的冰果露就做好了。

C連續一週吃生食。

在一週之內只吃生的食物——水果、蔬菜、果汁和沙拉。白天盡情吃水果、蔬菜和果汁，晚上做一份沙拉，加入檸檬汁和調味品，但是其中含有的化學製劑越少越好。在吃完沙拉後的三個小時之內，不要吃水果、喝果汁。

飲食排毒的注意事項

進行飲食排毒，需要注意以下事項：

(1)少飲咖啡。

當開始拒絕有毒食物時，會有一小段的時間感到痛苦難熬，咖啡因就是典型的頭痛殺手。正如排毒涵蓋許多不同的層面，咖啡對人體的作用也頗有爭議。

有些醫生認為，睡前飲用咖啡對睡眠狀態會造成負面影響，而且咖啡因也很容易引起神經方面的問題，如焦躁和不安。

想在短時間內戒掉飲咖啡的習慣，或減少攝取分量，可以依照自己的飲用習慣而定。如果你以前習慣一天喝五杯咖啡，不妨從每二～三天減少一杯的攝取量開始，逐漸少飲，從而將焦慮感降到最低。

另一做法是減少咖啡因的濃度，循序漸進地飲用低咖啡因的咖啡。如果你只是習慣在咖啡的濃郁香氣、喝杯熱熱的飲料中迎接一天的開始，可以嘗試用一杯溫熱的檸檬水來替代。

(2)與烈酒再見。

酷愛美酒的人們很難決定戒酒。但是，戒酒的人能夠感到消化能力和睡眠品質的改善，而且性能力會提高，肌肉痠痛比例也會下降。

如果因社交必須喝酒，又不想受到酒精的毒害，那就要拒絕烈酒，多飲紅酒，而且一週不可攝取超過五杯的酒精飲品。紅酒是對健康有益處的酒類，它有著豐富的抗氧化物質，能夠預防心臟血管疾病。

(3)和甜食分手。

很多人對甜食有著無法抗拒的依賴，因為吃甜食會刺激神經末梢，讓人感到興奮。但甜食仍會給人體帶來壞處。

甜食裡擁有高脂肪、高熱量的特質，容易引起體重增加，並提高罹患糖尿病和心血管疾病的風險。糖容易引起蛀牙的說法也已經得到了證實。

拒絕甜食的第一步，是注意那些隱藏在各種食物之中的糖分，因為糖分在營養中常以不同化身出現，比如果糖、蔗糖、葡萄糖、玉米糖精或是麥芽糖等。

如果平時對甜食有依賴，建議每餐喝一杯略帶苦味的茶，比如用牛蒡

根所煮的苦茶。每當想吃甜食時，改用幾片水果來解饞，蘋果、梨子等水果的皮都具有大量的纖維質，能使碳水化合物分解成糖分的速度大大降低。

(4) 遠離壞脂肪。

並非所有脂肪都對身體有害，單元不飽和脂肪酸和多元不飽和脂肪酸，比如橄欖油、堅果、魚、亞麻子仁當中的脂肪，是人體運作過程中不可或缺的。

但有一些脂肪會帶來毒素，引發疾病，它們被稱為壞脂肪。健康的敵人是飽和脂肪，它主要存在於牛肉、雞、鴨、鵝等家禽以及全脂牛乳製品裡。還有反式脂肪，為了保持植物油在高溫時的穩定性，必須經過一道氫化程序，在這過程中便會產生反式脂肪。

飽和脂肪是引發心血管疾病的元兇之一，反式脂肪則會阻塞動脈。哈佛公眾健康學院的一項研究發現，超過三萬名因心血管疾病而死亡的案例，是因為反式脂肪所引起的。

39 有規律地進食

古今中外的健身格言和長壽要訣，幾乎都有節制飲食這一條。我國現存最早的一部醫書《黃帝內經》指出：「飲食有節是人活百歲的要訣之一。」

唐代大醫學家孫思邈活到一百零一歲，他在《千金要方養性》中指出：「善養性者——食欲數而少，不欲頓而多。」

由此可見，健康飲食，不僅要注意吸收各種食物中的營養，有規律地進食也是必須的。

有規律進食即飲食要定時定量。定時定量進食，是人體生物鐘的要求，也是最佳的養生之道。

有規律地進食要做到以下三忌：

(1)忌暴飲暴食

有些人在過年過節或朋友相聚時，不能克制自己，喜歡暴食暴飲。有些人遇到喜歡吃的食物，就無所顧忌地猛吃，對不喜歡吃的食物則一口不嘗。結果是饑飽不均，造成偏食，影響胃腸功能，日久就會得慢性消化道

疾病。

明代的敖英曾指出「多食之人有五患」：一是大便增多，二是小便增多，三是干擾睡眠，四是身體困重，五是食難消化。久而久之，健康人也變成了病人。

暴食暴飲損傷胃腸，不但可引起胃腸功能紊亂，還會誘發各種疾病。如急性胃擴張、胃下垂等，甚至引起暴死。油膩食物還迫使膽汁和胰液大量分泌，有發生膽道疾病和胰腺炎的可能。這些疾病會嚴重影響人體對營養素的攝取。

此外，暴食暴飲還會使大腦早衰。最近，一些飲食衛生專家將飲食過飽與大腦功能聯繫起來，指出食量過多可引起頭腦遲鈍。

總之，三餐太饑則傷腸，太飽則傷胃。無論什麼時候，什麼場合，都不可暴食暴飲，應以七八分飽為宜。

(2)忌盲目忌食

一提到糖、鹽和肥肉，許多人就不約而同地說道：「應對之忌口，因為它們對人體的健康有害。」而事實真是如此嗎？

事實上，麵食和糖果並無區別，它們都是碳水化合物，簡單碳水化合物和複雜碳水化合物都能分解成葡萄糖，然後被血液循環系統吸收。血液循環系統將葡萄糖攜帶入肝臟和大腦，或者消耗，或者貯存。

倘若你至愛的食物屬於高脂、高鹽或高糖類，吃的要訣是適量調整進食這類食物的量和次數。

萬物皆有度，只要掌握好這個度，你的健康便不會因為它們而受害。拒絕食用含膽固醇的食物對人體健康也不利。膽固醇實際上也是一種營養，少量的膽固醇非但無害於人體，且有利於健康。但對於已患高血脂、動脈硬化的中老年人來說，這就是一句忠告。

(3)忌零食過多

像大多數食物那樣，零食當然也能提供給身體多種必要的營養物。例如，一塊巧克力提供了三種宏觀營養物：碳水化合物、脂肪、蛋白質，以及包括維生素B、維生素E、鈣、鐵和鎂在內的微觀營養物。

但是，零食能使人肥胖。過量食用某種零食，又會造成某種營養過剩。因此，所有的食物都能成為均衡飲食的一部分，適量才是關鍵。

40 多元化的飲食

人體是一個極其複雜的系統，所需要的營養是均衡的，而不是單一的，要保證人體健康需要多種物質的供給。

除母乳外，沒有一種天然食品能提供人體所需要的全部營養素，這就需要我們在日常生活中多元化地攝取食物，以滿足肌體生理活動的需要。也就是說，飲食貴在多元化。

在古代，我國醫學家就已經提出了「五穀為養，五果為助，五畜為益，五菜為充」的博食思想，實際上就是我們現在所提倡的「食不厭雜」。

古人認為，多元化進食的正確辦法是：以植物性食物為主，注意糧豆混食、米麵混食，適當輔以包括肉類在內的多種動物性食品。

「食不厭雜」也是同樣的原理，它建議人們盡可能多吃幾種食物，由雜而廣，從而使肌體囊括更多的物質，提高營養攝取率。

當然，這裡所說的「雜」，主要指的是食物的種類要多，多種食品搭配食用，這樣在營養成分上和生理功能上往往能起糾偏補缺的作用，從而使肌體永葆健康。

一般來講，我們平常所吃的食物應該包括五穀類（如米、米粉、麵、燕麥等）、鮮果、蔬菜、適量低脂肪的奶類產品、魚類、瘦肉、家禽、糖及鹽類等等。

各種食物營養含量不同，有的維生素較多，有的礦物質較多，有的熱性，有的寒性，有的精細，有的多渣。

只有多元化地攝取，才可能獲得較為全面的營養，也只有多元化的飲食才是人體健康的首要保證。

需要注意的是，雖然有很多食物不宜進食過多（如糖類、鹽類等），但也不可絕對不食，否則身體就會有所「不滿」，長期缺乏甚至會引發各種疾病。

以偏食者為例，偏食的人往往喜歡吃某一類食物，而對不喜歡吃的食物嗤之以鼻，這樣很容易導致身體中某種營養的缺乏。

比如不愛吃葷菜的人，體內就容易缺乏蛋白質；而偏愛葷菜，又會導致熱量過剩和各種維生素及礦物質的缺乏。

除此之外，我們知道，人體所需要的維生素等營養物質主要來源於蔬菜、水果及其他食物。雖然水果和蔬菜都含有維生素等營養物質，但二者

不可相互替代。

有的人不愛吃蔬菜,認為吃些水果就可以了,這樣得到的只是水果中的營養素,而水果中所不具備的營養素就得不到。

攝取其他食物時,道理也是一樣。

膳食宜廣博豐富,不能偏食、挑食,應葷素調合,粗細搭配,唯有如此,才能維持體內營養平衡,得以延年益壽。

中國營養學會制訂的膳食指南中提出了八項原則,其中「食物要多樣」被列為首位。由此可見,廣泛攝取多種多樣的食品,才是科學的養生之道。

41 食物的酸鹼搭配

很多國家的人都有飲用蘇打水的習慣，可以幫助人消除疲勞。原理是人活動多了，肌肉內會產生大量乳酸，使肌肉痠痛，此時飲用鹼性的蘇打水，可促使乳酸與鹼性水中和成無機鹽，隨汗液尿液排出體外。

人體內環境基本是中性的，略偏鹼性。

在新陳代謝過程中產生的大量酸性物質，都被血液中的緩衝物質所中和，不至於使人體內部環境呈酸性。但有時人體內部酸鹼平衡失調，即使不生病也會造成新陳代謝紊亂。

酸性食物與鹼性食物搭配食用，目的在於保持人體血液的酸鹼平衡，使之經常處於微鹼性狀態（ＰＨ值七．四左右），兩者必須平衡，方可益補得當，以利於代謝的正常進行。

如人患腹瀉時，排出物呈鹼性，體內酸會相對增多而呈酸性；大量嘔吐時，胃酸損失過多，體內又可呈鹼性。而且每餐進食，食物都有一定的酸鹼度，也會影響人體的酸鹼平衡。

這裡所說的食物的酸鹼性，不是指味覺上的直接感覺，而是指生物化

學性質，例如吃時感到酸味的葡萄、醋等，都是屬於鹼性食物。

整體說來，富含碳水化合物、蛋白質、脂肪的食品，在消化過程中形成酸性物質（如碳酸、硫酸、磷酸等），屬於酸性食品。常見的呈酸性食物包括：肉類、禽類、魚蝦類、米麵及其製品。

而富含鉀、鈉、鈣、鎂等礦物質元素的蔬菜、水果等，在消化時形成鹼性物質（如碳酸氫鉀等），屬於鹼性食物。常見的呈鹼性食物包括蔬菜、水果、豆類及其製品等。

有趣的是，動物性食物中只有奶品，血品不屬於酸性食物，而屬於鹼性食物。

在鹼性食品中，首屈一指的是海帶，其次是菠菜、蘿蔔、西瓜、青菜、萵筍、生菜、芹菜、香菇、胡蘿蔔等。

生活富裕的人，血液容易變酸，多半是由於動物性食物吃得太多，精米、精麵粉吃得太多造成的。

具有酸性血液的人，容易產生疲勞感，膽固醇容易在血管壁上淤積，血液黏度也高，性格浮躁。

因此，在膳食結構中，一定要注意酸、鹼食物的合理搭配，否則，進食酸性食物過多，可造成血液偏酸性。

為中和這些酸性物質，又必然消耗體內大量的鈣、鎂等鹼性元素，而引起缺鈣等一系列症狀，如皮膚病、神經病。

在節假日裡，如果食用肉類較多，就更應該注意搭配一些新鮮蔬菜、水果等鹼性食物，以免造成肌體酸鹼平衡失調。

而像痛風患者，若食用肉、魚、油過多，體內酸性指數肯定過高，疼痛難忍。此時，不妨飲用一些蘇打水，維持一下體內的酸鹼平衡。

42 食物的葷素搭配

有人說：「葷素搭配吃口好。」這是指葷素之間口味的互補性。如果從營養保健角度看，葷菜和素菜在營養結構上的互補性則具有更為重要的意義。

葷菜中只有糖原（動物澱粉）而沒有澱粉，也沒有纖維素，更沒有果膠；而素菜中單糖、雙糖、多糖以及食物纖維等樣樣都有。

葷菜中幾乎沒有維生素C，素菜中則沒有維生素A（只有維生素A原，即胡蘿蔔素）。

除豆腐外，素菜中沒有維生素B12，而葷菜特別是動物肝臟中含有豐富的維生素B12。動物蛋白質營養價值較高，如乳品的蛋白質消化率為百分之九十七～百分之九十八，蛋類的蛋白質為百分之九十八，肉類的蛋白質為百分之九十二～百分之九十四；而植物性的蛋白質營養價值較低：大豆（整粒食用）為百分之六十，馬鈴薯為百分之七十四，玉米為百分之六十六。

植物蛋白質與動物蛋白質搭配食用，營養價值可明顯提高。例如，小麥、小米、大豆、牛肉單獨食用時，其中的蛋白質生物學價值分別為六十七、五十七、六十四、七十六。

若按百分之三十九、百分之十三、百分之二十二、百分之二十六的比例混合食用，其蛋白質的生物學價值可提高到八十九。

百分之三十五的雞蛋蛋白質和百分之六十五的馬鈴薯蛋白質混合食用，其生物價值高居各類食物的榜首，算是一個典型的例子。

如今生活水準提高了，很多人認為應該天天吃大魚大肉，這樣營養好，對身體有好處；而另一些人則認為吃素可以長壽，因此長期不沾葷腥。

這兩種吃法的後果是造成某些營養素的缺乏，引起多種慢性病。

要想達到素食與葷食的平衡，

一忌集中吃肉，此舉勢必造成吸收率下降，而且一次攝入蛋白質過量還會加重腎臟負擔，影響維生素的攝入；

二忌長期吃素。

43 食物的粗細搭配

飲食原則應有粗有細（粗細糧搭配），長期吃精米、精麵，會導致維生素B群的缺乏，誘發疾病，因此要搭配吃些五穀雜糧，食物搭配多樣化，可以使營養更全面；而太多雜糧的攝入會干擾人體蛋白質和鐵、鋅、鈣的攝入，科學食用粗糧的方法是每週吃三、四次。

食物精細化似乎已成為當今食品發展的一個總趨勢。出現這個現象的原因是，食品消費仍然處於口味消費階段，廣大消費者缺乏營養科學知識，往往以口味好不好、方便不方便作為選購食品的依據。

其實，精細化是食品消費的一大盲點。因為人體要健康，一方面要不斷吸收有益的養料，另一方面要不斷地消除有害的廢料，吐故納新，生生不息。

而排除廢料，使胃腸道「清潔」起來，就不得不求助於「粗食品」（或者叫做「多渣食品」）了。

在「粗食品」中，粗成分叫做膳食纖維，包括纖維素、半纖維素、果膠、木質素等。由於人體的消化道內沒有消化膳食纖維的。

所以對人體來說，膳食纖維是沒有直接營養價值的。

但是，膳食纖維具有刺激胃腸蠕動、吸納毒素、清掃腸道、預防疾病等多種功能，是其他營養素所無法替代的。

長期偏食精細食品，會導致胃縮小，胃動力不足，消化力弱，對兒童影響更大。

因此，出於健康考慮，要採取粗細搭配的原則，盡可能多吃一些富含膳食纖維的食品，如糙米、粗糧、雜糧、麥片以及多纖維蔬菜（胡蘿蔔、扁豆、豇豆、青蒜、韭菜、竹筍等）。

當然，同所有營養素一樣，膳食纖維攝入量也不應過多，否則會影響礦物質（特別是鈣、鐵）的吸收。

44 食物的「海陸搭配」

在我們的膳食中，要注意「海陸搭配」，即海產品與陸產品的搭配。有的家庭因為害怕吃畜類肉會使血脂升高而單純食用魚類和海鮮，其實這也是不正確的。

吃魚雖然可以滿足一天的蛋白質需求，但是魚類中的鐵、鋅等元素含量不足，長期單純食用可導致缺鐵、鋅。

從生態科學的觀點看，海洋和陸地是兩個差異極大的生態環境，因此，海洋生物與陸生生物體內所富含的物質大不相同，兩者之間在營養上互補性強，具有糾偏補缺的特點。

最突出的是，陸生植物往往缺碘，而海洋植物則含碘甚豐。多數蔬菜一百克鮮品中僅含碘五十微克左右。

而海帶、紫菜中則分別高達一萬微克和四千五百微克。這裡需要特別介紹一下海帶。

海帶是強鹼性的食品，在現代社會，酸性食品（肉、魚等）占很大比重，因此吃些海帶顯得特別重要。

海帶含有親水膠體，能與人體內的重金屬結合，變成不溶性化合物而排出體外；海帶是鉀含量豐富（一百克浸水後的海帶含鉀一千六百五十一毫克）的食品，而人體內鉀與鈉的比例至少要保持一．五：一的水準。食鹽（氯化鈉）攝入量偏高，不利於保持正常的血壓，而鉀則有助於排除多餘的鈉，有降低血壓、保護血管的作用。

當然，由於海帶含砷較多，要浸泡、清洗後方可安全食用。

45 食物的冷熱搭配

根據各種食物對人體的作用以及人體對各種食物的反應，中醫經過長期實踐和總結，將食物劃分為寒、熱、溫、涼、平五性。不過簡而言之，只有三性，熱與溫，寒與涼，僅屬程度上的差別，可統稱為溫熱性和寒涼性。平性不寒不熱，不溫不涼，屬於中性。所有食物都不外乎這三性。

我們在吃東西時，要根據自己的體質，來選用適當食性的食物。選食原則是：「寒者熱之，熱者寒之，虛則補之，實則瀉之。」

這一方面是說，寒涼體質的人宜食溫熱性食物，溫熱體質的人宜食寒涼性食物，即「辨體施食」，冷熱搭配。人的體質也有寒、熱、溫、涼、平之分。

這樣，可以調整人體陰陽平衡（寒屬陰，熱屬陽），達到維護人體健康的效果。

另一方面，冷熱平衡還可以指食物與食物、食物與氣候之間的一種平衡搭配。如夏天炎熱，喝碗清涼解暑的綠豆湯；冬天寒冷，就喝紅豆湯；受了外感風寒，吃碗放上蔥花、辣椒的熱湯麵；吃寒性的螃蟹一定要吃些薑末，吃完最好再喝杯紅糖薑水。

冬天吃涮肉，一定要搭些涼性的白菜、豆腐、粉絲等，這些都是寒者以熱補、熱者以寒補的平衡膳食的方法。

而要做到這一點，首先要弄清楚一些主要食物的食性。那麼，哪些食物是寒涼性食物，哪些食物是溫熱性食物，哪些食物屬平性食物呢？

寒涼性食物具有↓清熱、泄火、解毒、濡熱、潤燥、止渴、清心、滋陰和生津等作用，適合陰虛熱盛者食用，但陽虛怯寒者忌之。

寒涼性食物常用食物有：

菠菜、蕹菜、茼蒿、萵筍、生菜、落葵（紫角葉）、菊花腦、枸杞頭、香椿頭、薺菜、克菜、馬鈴薯、豆薯、黃花椰菜、竹筍、蘆筍、茭白、荸薺、菱、慈姑、蓮藕、百合、西葫蘆、黃瓜、冬瓜、絲瓜、西瓜、甜瓜、菜瓜、苦瓜、茄子、綠豆芽、黃豆芽、銀耳、草菇、生梨、柚子、香蕉、柿子、甲魚、鴨、墨魚、蚌肉。

溫熱性食物具有↓生熱、祛寒、暖胃、助陽、益氣、溫中和通絡等作用，適合陽虛畏寒的人吃，但陰虛熱盛者當忌，不然會加重內熱，出現咽乾、舌苦、牙痛、便血、便祕等症狀。

溫熱性食物常用食物有：

辣椒、大蒜、韭菜、洋蔥、香蔥、薑、芫荽（香菜）、南瓜、胡椒、花椒、桂皮、茴香、醋、酒、龍眼、荔枝、紅棗、黑棗、栗子、桃子、杏子、葡萄、櫻桃、石榴、咖啡、可可、雞、鵝、牛、羊、馬、牛奶、羊奶、海參、黃鱔、鯽魚、鰱魚、帶魚、蛇肉、紅糖等。

平性食物具有健脾、開胃和補腎等作用，性能平和，適應性強，無論健康人還是寒、熱病人，無論陰虛、陽虛，都可食用。

平性食物常用食物有：

米、小米、糯米、玉米、小麥、大麥、蕎麥、黃豆、小紅豆、豌豆、扁豆、花生、芝麻、葵瓜子、南瓜子、松子、胡蘿蔔、山芋、山藥、番茄、香菇、木耳、蘋果、金橘、枇杷、楊梅、椰子、山楂、銀杏、無花果、豆油、菜油、花生油、醬油、雞精粉、白砂糖等。

46 食物的濃淡搭配

我們經常食用的食物大致可劃分為兩大類。
一類是熱量高的食物，不妨稱之為濃厚性食物；
一類是熱量低的食物，不妨稱之為清淡性食物。

濃厚性食物具有下列共同特點：

(1)水分含量低：一般含水量在百分之十五以下。
(2)熱量高：一百克食物中所含熱量在三百千卡以上。
(3)高蛋白：蛋白質含量在百分之二十左右。
(4)高脂肪：脂肪含量高達百分之十五左右。

屬於濃厚性食物的主要有稻米、小麥粉、小米、玉米、燕麥、黃豆、小紅豆、豌豆、芝麻、花生、胡桃、乾棗、桂圓肉、牛肉、羊肉、雞肉等。

與濃厚性食物相反，清淡性食物具有下列一些特點：

(1)含水量高：多在百分之七十～百分之八十以上。
(2)低熱量：一百克中所含能量在四十千卡以下。
(3)低蛋白：在百分之二以下。

(4)低脂肪：在百分之三以下。

屬於清淡性食物的主要有

蔬菜、水果（桂圓肉除外）以及湯、羹類食品。

濃厚性食物與清淡性食物合理搭配食用，最大的好處是易於達到能量的收支平衡，保持體重的正常和穩定。

如果偏愛濃厚性食物，能量收入就會大於支出，體重就會上升、超標，人就會發胖。

如果過多食用清淡性食物，能量收入小於支出，體重就會下降，人就會消瘦。

47 食物的顏色搭配

近幾年的營養學研究證實，天然食物的功效和營養價值與它們的顏色相關，每類顏色的食物都有「一技之長」。

各種食品都具有各自天然的色彩，在日常生活中各色食物搭配食用，並不斷變換花樣，不僅給人視覺美的享受，而且還能做到營養均衡，保證身體健康。

黑色食物——食以黑最佳

黑色食品主要是指含有黑色素的糧、油、果、蔬、菌類食品。常用的黑色食品有：黑米、黑麥、黑蕎麥、黑豆、黑豆豉、黑芝麻、黑木耳、黑棗、烏雞等等。

近年來，紫菜、黑米、烏雞等黑色食品熱銷日本餐桌，掀起了黑色食品熱。究其原由，是因為黑色食品有三大優勢：

一是來自天然，所含有害成分極少；

二是營養成分齊全，質優量多；

三是可明顯減少動脈硬化、冠心病、腦中風等嚴重疾病的發生

機率。

此外，烏雞為禽中珍品，能調理女性月經，富含十七種人體必須的胺基酸，經常食之，可加強人體耐熱、耐寒、耐疲勞、耐缺氧的能力。

黑木耳能防治尿路結石、降低血黏度，血液得到稀釋，人就不容易得腦血栓、老年癡呆，也不容易得冠心病。

現代醫學認為：黑色食品不但營養豐富，且多有補腎、防衰老、保健益壽、防病治病、烏髮美容等獨特功效。

食品專家認為，黑色食品不僅給人們質樸、味濃、壯實的食欲感，經常食用，可調節人體生理功能，刺激內分泌系統，促進唾液分泌，有促進胃腸消化與增強造血的功能，提高血紅蛋白含量，對延緩衰老也有一定功效。

紅色食品——感冒病毒的「殺手」

紅色食品色澤鮮豔，人見人愛，紅辣椒、胡蘿蔔、莧菜、洋蔥、紅棗、番茄、紅薯、山楂、蘋果、草莓、南瓜、紅米等均屬此類。這些常見的紅色食品通常是保護人體健康的好助手。

假如你是身體虛弱、易感冒、易受病毒侵襲的人，紅色食品定會助你一臂之力，因為它們天生具有促進人體巨噬細胞活力的功能，是促進人體健康的衛士之一。

巨噬細胞是感冒病毒等致病微生物的「殺手」，增強其活力，感冒病毒就不能再威脅我們的健康了。

紅色食品最典型的優勢在於它們都是富含天然鐵質的食物，例如我們常吃的櫻桃、棗等都是貧血患者的天然良藥，也適合女性經期失血後的滋補。所以，紅色食品，女性盡可放心多吃。

在所有紅色的食品當中，聲名最好的莫過於蘋果。西方有「One apple a day，keeps the doctors away」（每日一蘋果，醫生遠離我。）的說法，因為蘋果性情溫和，含有多種維生素和微量元素，是所有水果中最接近完美的一個。

除此之外，紅色食品在視覺上也能給人刺激，讓人胃口大開，精神振奮，所以紅色食物也是憂鬱症患者的首選。

紫色食品——既賞心悅目又延年益壽

紫色食品有黑草莓、櫻桃、茄子、李子、紫葡萄、黑胡椒粉、紫菜等，把紫色食品擺上餐桌是賞心悅目的。心腦血管疾病患者，常與紫色食品「親

密接觸」裨益甚大。

美國有位博士透過近二十年的潛心研究，發現紫色食品中含有花青素，具有強力的抗血管硬化的神奇作用，從而可阻止心臟病發作和血凝塊引起的腦中風。

紫色食物中的傑出代表——葡萄，對皮膚的養護和心臟的健康有極大作用。因為葡萄中富含維生素B1、維生素B2，能加速身體中的血液循環。皮膚乾燥的女性不妨多吃葡萄或者嘗試用葡萄做面膜敷臉，這種天然的面膜能很好地給皮膚補充水分。

除此之外，營養學家建議：有甲狀腺疾病家族史的人，每週應吃一次紫菜或海帶等海產品。

黃色食品——維生素A、維生素D的天然泉源

黃色食品主要有柑橘、玉米、香蕉、韭黃、番瓜、黃豆等，其最大的特點和優勢是富含維生素A和維生素D，還含有豐富的胡蘿蔔素。

維生素A能保護胃腸黏膜，防止胃炎、胃潰瘍等疾患發生；

維生素D有促進鈣、磷兩種礦物元素吸收的作用，進而收到壯骨強筋之功，對於兒童佝僂病、青少年近視、中老年骨質疏鬆症等常見病有一定預防之效。

故這些人群偏重吃一點黃色食品無疑是明智之舉。黃色的食物能幫助培養正面開朗的心情，增加幽默感，更可以強化消化系統與肝臟功能，清除血液中的毒素，令皮膚變得細滑幼嫩。

綠色食品——腸胃的天然「清道夫」

所有的綠色蔬菜都是綠色食品，綠色蔬菜含有豐富的維生素C，有助於增強身體抵抗力和預防疾病。

對於工作緊張、長時間操作電腦和吸菸的人來說，每天都應適量加強維生素C的攝入。

女士要想生一個健康聰慧的孩子，請務必親近綠色食品。因為綠色食品中含有豐富的葉酸，而葉酸已被英美等國優生學家證實為防止胎兒神經管畸形的「靈丹妙藥」之一。

同時，葉酸還是心臟的「保護神」，能有效清除血液中過多的同型半胱氨酸而產生保護心臟的作用。所以，營養學家建議每天綠色蔬菜的攝入量應該至少在四種以上。

白色食品——蛋白質和鈣質的泉源

白色食品有白米、冬瓜、甜瓜、竹筍、花椰菜、豆腐、牛奶、乳酪等。這些食品給人一種質潔、鮮嫩的感覺，常食之對調節視覺與安定情緒有一定作用，對於高血壓、心臟病患者益處也頗多。

通常來說，白色食品如豆腐、牛奶、乳酪等是鈣質豐富的食物，所以，營養學家建議，經常吃一些白色食物能讓我們的骨骼更健康。

有人說，蛋白質排列組合的細微差別決定了一個人身體與另一個人身體間的不同，而白色食品，如各種蛋類以及牛乳製品等都是富含蛋白質的優秀食品代表。

而我們經常吃的白米，則是富含碳水化合物的食品代表，它是飲食「金字塔」堅實根基的一部分，更是身體不可或缺的能量之源。

48 食物中的「鴛鴦配」

我們平時吃的一些食物，經過巧妙地搭配，營養價值就會成倍增加。

(1)芝麻配海帶

兩者同煮能產生美容、抗衰老的作用。因為芝麻能改善血液循環，促進新陳代謝，其中的亞油酸有調節膽固醇的功能，維生素E又可防衰老；海帶含有鈣和碘，能對血液起淨化作用，促進甲狀腺素的合成。兩者合一，效果倍增。

(2)豬肝配菠菜

豬肝、菠菜都具有補血的功能，一葷一素，相輔相成，對治療貧血有奇效。

(3)糙米配咖啡

把糙米蒸熟碾成粉末，加上咖啡、砂糖就可飲用，糙米營養豐富，對醫治痔瘡、便祕、高血壓等有較好的療效；咖啡能提神，拌以糙米，更具風味。

(4)羊肉配生薑

羊肉補陽生暖，生薑驅寒保暖，相互搭配，暖上加暖，同時還可治寒腹痛。

(5)鱔藕合吃

鱔魚身上有一種黏液，這種黏液是由黏蛋白和多糖類結合而成的，它不但能促進蛋白質的吸收和合成，還含有大量人體所需的胺基酸、維生素和鈣等。吃鱔魚的時候，最好能同食些藕。

因為藕的黏液也是由蛋白質組成的，並含有維生素、胺基酸等。藕是鹼性食品，而鱔魚則屬酸性食品，兩者合吃，保持酸鹼平衡，對滋養身體有較高的功效。

(6)胡蘿蔔和肉類

胡蘿蔔被稱為「維生素A的寶庫」，而維生素A是人體發育中不可缺少的營養成分之一。但無論生吃或熟吃，人體也只能吸收其維生素A的一半。若和食用油一起烹調，便可使維生素A充分為人體吸收。

所以吃胡蘿蔔必須得法，只有和油或肉類一起加熱烹煮，才能使脂溶性維生素被人體吸收，獲得充分的營養。

從烹調方法來說，用高壓鍋燉胡蘿蔔比較好。因為它減少了胡蘿蔔與空氣的接觸，使其中胡蘿蔔素的保存率可高達百分之九十七，在體內的消化吸收率可達百分之九十。

(7)雞肉與栗子

雞肉補脾造血，栗子健脾，雞肉配栗子則更有利於人體吸收雞肉的營養成分，造血機能也會隨之增強。

(8)肉配大蒜

俗話說：「吃肉無大蒜，營養減一半。」這是有一定科學道理的，肉和大蒜應該相伴而食。據研究，維生素B在人體內停留的時間很短，吃肉時吃點大蒜，能延長維生素B在人體內的停留時間，對促進血液循環以及盡快消除身體疲勞、增強體質等都有重要的營養意義。

因此，吃肉的時候，別忘了吃幾瓣大蒜。

(9)百合配雞蛋

兩者搭配有滋陰潤燥、清心安神的功效。中醫認為，百合清痰水、補虛損，而蛋黃則能除煩熱，補陰血，二者加糖調理，效果更佳。

(10)甲魚配蜜糖

甲魚湯加蜜糖，甜美可口、鮮美無比，既含豐富的蛋白質、脂肪，又含多種營養物質，實為不可多得的滋補強身劑。

(11)鴨肉與山藥

鴨肉既可補充人體水分又可補陰，並可消熱止咳；山藥的補陰之力較強，與鴨肉伴食，可消除油膩，補肺效果更佳。

(12)鯉魚配米醋

鯉魚本身有滌水之功。人體水腫除腎炎外大都是濕腫，米醋有利濕的功能，若與鯉魚共食，利濕的功能倍增。

(13)豆腐與青菜

豆腐屬於植物蛋白，青菜的維生素含量豐富，若與豆腐伴食，會使其營養大量被人體所吸收。

(14)枸杞與豬腰

枸杞能益腎明目，豬腰能填精補腎，兩者燉服對腎虛腰痛者最佳。

(15)牛奶配豆漿

豆漿中含鐵較高，含鈣量較低，水溶性維生素含量豐富，脂溶性維生素較少。當豆漿與牛奶混合後，不但可以產生容易被人接受的風味，還可以使牛奶中硫胺基酸、鈣、脂溶性維生素的含量得到補充，豐富、均衡了人體所需要的多種營養成分。

市場上最普遍的豆奶產品是在豆漿中加入百分之五的奶粉或百分之三十的鮮牛奶，我們完全可以按一定的比例將豆漿與牛奶調配飲用，使食品的營養結構更均衡。

(16)豆腐與海帶同吃

豆腐配海帶，日本人認為是長生不老妙藥。因大豆含有五種皂角，它們能阻止容易引起動脈硬化的過氧性脂質產生，抑制脂肪的吸收，促進脂肪的分解。

但皂角酶會促進體內碘的排出，碘是甲狀腺的成分之一，少了它，人易患甲狀腺機能亢進病。配吃海帶，可除此弊端。

兩者同吃還能預防肥胖、心血管硬化、高血壓、心臟病等，對急性青光眼、急性腎功能衰竭、乙型腦炎也有輔助療效。

49 營養缺乏的信號

現在的生活條件好了，飲食也有所改善，但未必就營養均衡、全面。缺不缺營養，這是很多人非常關心卻又很難作出判斷的問題。

其實，我們的身體往往會自然地向我們發出種種營養缺乏的信號：

頭髮乾燥、變細、易斷、脫髮。

可能缺乏的營養：蛋白質、能量、必需脂肪酸、微量元素鋅。

營養對策：每日保證主食的攝入，以最為經濟和有效的手段為肌體提供足夠的能量。每日固定攝取三兩瘦肉、一個雞蛋、二百五十CC牛奶，以補充優質蛋白質，同時可增加必須脂肪酸的攝入。

每週攝入二～三次海魚，並可多吃些牡蠣，以增加微量元素鋅。

(1)夜晚視力降低

可能缺乏的營養：維生素A。

如果不及時糾正，可能進一步發展為夜盲症，並出現角膜乾燥、潰瘍等症狀。

營養對策：增加胡蘿蔔和豬肝等食物的攝入。兩者分別以植物和動物的形式提供維生素A，後者的吸收效率更高。

需要引起注意的是，維生素A是溶解於油脂而不溶解於水的維生素，因此用植物油烹炒胡蘿蔔比生吃胡蘿蔔更容易吸收維生素A。

維生素A的主要食物來源：膳食中的維生素A來源於兩部分：一部分是直接來源於動物性食物提供的視黃醇，例如蛋黃、奶油、動物肝臟及其他內臟等。

另一部分則來源於富含胡蘿蔔素的黃綠色蔬菜和水果，如胡蘿蔔、番茄、油菜、辣椒和橘等。

(2)舌炎、舌裂、舌水腫

可能缺乏的營養：維生素B群。

營養對策：洗米、蒸飯等可造成其維生素B群的大量丟失。長期進食精細米麵，長期吃素食，同時又缺乏其他食物的補充，很容易造成維生素B群的缺失。為此，應注意主食粗細搭配、葷素搭配。

如果有吃素的習慣，每日應補充一定量的複合維生素B族藥物製劑。

(3)嘴角乾裂

可能缺乏的營養：核黃素（維生素B1）和煙酸。

營養對策：核黃素（維生素B1）在不同食物中含量差異很大。動物肝臟、雞蛋黃、奶類等的核黃素含量較為豐富。為此，每週應補充一次（二～三兩）豬肝、每日應補充二百五十CC牛奶和一個雞蛋。

對穀類食品進行精細加工可造成維生素B1的大量丟失，如精白米維生素B1保存率僅有百分之十一，小麥標準粉維生素B1保存率僅有35%，因此主食應注意粗細搭配。

煙酸主要來自動物性食物，特別是豬肝、雞肝等都含有豐富的煙酸。

(4)牙齦出血

可能缺乏的營養：維生素C。

營養對策：由於維生素C對生存條件的要求較為苛刻，光線、溫度、儲存和烹調方法都會造成維生素C的破壞或流失，因此維生素C是最容易缺乏的維生素。

所以，每日應大量進食新鮮蔬菜和水果，最好能攝入一斤左右的蔬菜和二～三個水果，其中，蔬菜的烹調方法以熱炒和涼拌結合為好。

維生素C主要來源於新鮮的蔬菜和水果，如菠菜、番茄、辣椒、橘、橙、酸棗等；動物性食物僅肝臟和腎臟含有少量的維生素C。

(5)味覺減退

可能缺乏的營養：鋅。

營養對策：適量多進食貝殼類食物，如牡蠣、扇貝等，是補充微量元素鋅的有效方法。

另外，每日確保一個雞蛋、三兩紅色肉類和一兩豆類也是補充微量元素鋅所必須的。

50 補充維生素要適量、正確

由於維生素對人體健康有著重要的作用，以致有些人不顧自身的實際情況，盲目地大劑量濫用，希望以此來增強體質，預防疾病，這種做法是毫無科學根據的。

要知道維生素不是滋補品，並不是越多越好。許多事例證明，過多地食用維生素，不但無益反而有害，有時還可能中毒。

脂溶性維生素引起中毒的可能性較大。因為這類維生素不溶於水，排泄效率不高，長期過量攝入可蓄積在體內引起中毒。

比如維生素A服用過多，可引起暫時性顱內壓增高而發生噁心、嘔吐、嗜睡、前囟隆起等急性中毒症狀。

若繼續服用，還會發生骨骼、皮膚、黏膜和神經系統等方面的改變，出現骨痛、皮膚瘙癢、脫髮、不思飲食及身體浮腫、肝臟腫大等症狀。

而服用大量的維生素D會引起急性或慢性中毒，表現為食欲不振、體重減輕、噁心、嘔吐、腹瀉、頭痛、多尿，血鈣磷濃度明顯增加，嚴重者腎結石，甚至腎功能衰竭。

發現維生素D中毒後，應首先停服維生素D，同時還應限制含鈣食品的攝入，並在醫生指導下服藥，以促進鈣排出。

另外，維生素E和維生素K過多也有一定的不良反應。水溶性維生素易溶於水，在體內組織達到飽合後，多餘的可隨尿排出。所以，以前普遍認為攝入過多也無大礙。

然而事實並不是這樣的。以維生素C為例，大量攝入維生素C也可以引起一些不良反應，如引起草酸尿等。

因此，維生素類藥物要結合自身的實際情況正確使用，最好在醫生的指導下進行，絕不可胡亂服用，以免損害健康。

另外提倡多從新鮮蔬菜、水果及其他食物中攝取天然維生素，這樣安全、有效、副作用少。

51 正確補充維生素C

科學研究證明，亞硝酸胺之類的物質能引起人體細胞的突變、畸變，具有較強的致癌作用。

然而，當亞硝酸鹽遇到兩倍於自量的維生素C時，就不能在人體內與胺化合成亞硝酸胺了。

新鮮蔬菜、冷凍蔬菜、乾製蔬菜和許多水果中都含有豐富的維生素C，其中番茄、青椒、花椰菜、油菜、高麗菜和橘子等所含的維生素C非常豐富。

有人用一：十的比例把亞硝酸胺與蔬菜汁混合起來試驗，發現一些蔬菜能消除亞硝酸胺的致癌作用。

因此，日常生活中，我們要注意正確的烹調方式，盡量不讓食品和蔬菜中的有效營養成分損失掉，特別是要注意保證維生素C免遭破壞。

這就要求我們應盡量做到以下幾點：

(1)多吃根莖類蔬菜。

蘿蔔、豆芽、南瓜、萵苣和豌豆中含有一種酶，能分解亞硝酸胺，阻止致癌物質發生作用。

白蘿蔔、胡蘿蔔等根莖蔬菜中含有較多的木質素，有一定的抗癌功效。因此，多吃些根莖類蔬菜對身體非常有益。

(2)蔬菜要先洗後切，切好即炒，炒了即吃。由於維生素C易溶於水，化學性能不穩定，因此在烹調時，蔬菜不要切碎以後再洗，更不宜長時間浸泡在水裡。

(3)大火、急炒、快盛。這樣可以充分保存食物尤其是蔬菜中的維生素C，盡量少蒸煮。

(4)不要輕易擠去菜汁，防止維生素C的流失。

(5)適當放些醋。醋不但可使菜味鮮美，還能產生保護維生素C的作用。

(6)烹調時不宜用食鹼，否則會使維生素B和維生素C被大量破壞。

52 四季對食物的選擇

春夏秋冬四季就其氣候而論，春天溫和，夏天炎熱，秋天乾燥、冬天寒冷。人們所需的營養，就必須與自然界的這一規律相適應，選擇適當的食物和藥物，如果選擇食用的食物和藥物不當，人體陰陽就不平衡，就會生病。

例如，夏天天氣炎熱，人體喜涼，若食用鹿肉等熱性食物，那麼就容易出現熱症。

反之，冬天天氣寒冷，人體喜熱，若食用寒冷的食物，如牡蠣肉、海魚肉，就容易出現寒症。

所以，我們在不同季節選擇食物時應注意它們的性味，合理地食用。

寒涼的食物有

菠菜、白菜、豆芽菜、芹菜、冬莧菜、竹筍、黃瓜、苦瓜、茄子、冬瓜、紫菜等；豬肉、魚肉、牡蠣肉、鴨肉、兔肉、鵝肉等；梨、西瓜、柑、橙、柚、柿子、大麥、小麥、綠豆、小米、白砂糖、牛乳、生蜂蜜等。

溫熱的食物有

黃豆、蠶豆、刀豆、淡菜、胡蘿蔔、蔥、蒜、椒、韭菜、芥菜、油菜、香菜、胡椒等；牛肉、雞肉、龜肉、羊肉、雀肉、蝦肉等；紅糖、糯米、麵粉、羊乳等。

平性的食物有

鯉魚肉、墨魚肉；紅豆、黑豆、豇豆、四季豆、絲瓜、木耳、百合、蓮子、棗、花椰菜、馬鈴薯、黃花、鴨蛋、杏仁、葡萄、桃子、無花果等。

根據四季氣候不同，服用飲膳食物也應有所區別。

(1)春天宜食的飲膳菜餚

有清炒竹筍、拌蝦仁萵苣、川貝雪梨、蓮子豬肚、泥鰍豆腐、玫瑰花烤羊心、首烏肝片、丁香鴨、果仁排骨等。

(2)夏天宜食的飲膳菜餚

有大蒜燒茄子、荷葉鳳脯、荷葉粉蒸雞、銀杏蒸雞、天麻魚頭、蟲草鵪鶉、參花鴨條、砂仁鯽魚、參麥團魚、翠皮爆鱔魚等。

(3)秋天宜食的飲膳菜餚

有雪花雞湯、黃耆猴頭湯、淮藥芝麻酥等。

(4)冬天宜食的飲膳菜餚

有參杞羊頭、枸杞雞卷、芝麻兔、核桃仁炒韭菜、雙鞭壯陽湯、杞鞭湯、十全大補湯、鹿鞭壯陽湯、烏雞白鳳湯、當歸生薑羊肉湯等。

綜上所述，在不同的季節裡，人們選擇服食不同的食物、藥膳菜餚是十分重要的，只有這樣，才會達到強身健體、防病治療、延年益壽的目的。

53 暖春飲食原則

春天是萬物復甦、萬象更新的季節。在這一時期，天氣漸漸轉暖，氣溫變化較大，人應順應天時的變化，進行飲食的調整。正確的飲食調養對保持身體健康、預防疾病很有幫助，而春季的飲食調養可分為三個時期進行。

(1)早春時節

早春正是冬春交換之時，氣溫仍然寒冷；寒冷會刺激甲狀腺，引起功能亢進。為了禦寒需要，人體還需要消耗大量熱量來穩定體溫。所以，早春期間的飲食構成應以高熱量食品為主。

整體飲食養生原則是：主食中選擇高熱量的食物，保證充足的優質蛋白質。除穀類製品外，還可選用糯米製品、黃豆、芝麻粉、花生、核桃等食物，以便及時補充能量。

寒冷還會加速體內蛋白質的分解，導致抵抗力降低而致病。所以，早春時節還需補充優質蛋白質，如雞蛋、蝦、魚肉、牛肉、雞肉、兔肉等。因為這些食物中含有豐富的蛋氨酸，而蛋氨酸具有增加人體耐寒能力的功

效。

(2)春季中期

春季中期天氣變化較大，氣溫驟冷驟熱，可以參照早春時期的飲食進行。此時期細菌特別是病菌開始繁殖，活力增強，容易侵襲人體而致病。所以，中春時節還應攝取足夠的維生素和礦物質，如富含維生素C的小白菜、柿子椒、番茄等深色蔬菜以及柑橘、檸檬等水果，因為維生素C具有抗病毒功能。

同時，春天裡還應攝取富含維生素A的胡蘿蔔等黃綠色蔬菜，因為維生素A具有保護和增強呼吸道黏膜和呼吸器官上皮細胞功能的效果，從而能夠抵抗各種致病因素的侵襲。

此外，還應攝取富含維生素E的青色高麗菜、花椰菜、芝麻等，因為維生素E具有提高人體免疫力的功能和增強抗病力的作用。

(3)晚春時期

晚春時期為春夏交換之時，氣溫偏熱，所以飲食清淡、多甜少酸是晚春食養的原則。宜進食清淡的食物，並注意補充足夠維生素，如飲食中應適當增加青菜。

這是因為晚春時人易上火，小便赤黃，便祕，舌苔發黃，口苦咽乾，有明顯上火症狀的人可以吃一些清火的食物，如綠豆湯、金銀花茶、菊花茶、蓮子心泡水等。

晚春時可注重攝入食用菌，如黑木耳、銀耳、蘑菇、香菇等。黑木耳富含礦物質鈣，而鈣對人體肌肉、心、腦等細胞的功能起主導作用；銀耳富含銀耳多糖，能提高人體衛士巨噬細胞的吞噬能力；蘑菇含有蘑菇多糖，可抵抗綠膿桿菌的侵襲。食用菌是春天裡的天然保健營養品。

春季飲食忌生冷油膩、酸味食品。

春季為肝氣旺盛之時，多食酸味食品會使肝氣過盛而損害脾胃，應多選擇含維生素B、E的主食與副食，以養脾胃。春季宜適當食豬肝、羊肝、雞肝等動物肝臟以補營養。

為了預防肝旺傷脾，還可多吃一些性味甘平的棗。

春季食養還應因地而異。初春，北方寒氣未退，仍宜溫補，隨著氣候漸暖，陽氣漸升，溫補逐漸減少，一般可選桂圓、紅棗、栗子、荔枝、山藥、豬肚、牛肉、牛肚、羊肚、雞肉等。

54 炎夏飲食原則

夏季，天氣炎熱，應謹遵下面五條飲食守則。

注意補充鹽分和維生素

盛夏，人體大量排汗，鹽分損失比較多，故應在補充水分的同時，注意補充鹽分。夏日應多吃西瓜、黃瓜、番茄、豆類及其製品、動物肝臟、蝦米等，亦可飲用一些水果汁。

(1)不可過食冷飲和飲料

天氣炎熱時，適量吃些冷飲或喝點飲料，能產生一定的解暑降溫作用，但不可過食。雪糕、冰磚等冷食是用牛奶、蛋粉、糖等材料製成，如過食會使胃腸溫度下降，引起不規則收縮，從而誘發腹痛、腹瀉等病症。

此外，很多飲品都是含糖飲料，偏偏「糖」是天然的食欲抑制劑。糖分可以很快被血液吸收，會讓人一下子覺得飽了，因此就更吃不下了，從而形成「惡性循環」。一些人早餐吃不下多少，午餐無食欲，晚餐也無食欲，整天就只喝各種飲料，一個夏天總覺得很煩、很累，就是攝入糖分過多的原因。

(2)夏日勿忘補鉀

暑天出汗多，隨汗液流失的鉀離子也比較多，由此造成的低血鉀現象，會引起人體倦怠無力、頭昏頭痛、食欲不振等症狀。

熱天防止缺鉀最有效的方法是多吃含鉀食物。新鮮蔬菜和水果中含有較多的鉀，可多吃些草莓、杏、荔枝、桃子、李子等，而蔬菜中的大蔥、芹菜、毛豆等也富含鉀。

茶葉中亦含有較多的鉀，熱天多飲茶，既可消暑，又能補鉀，可謂一舉兩得。

(3)講究飲食衛生

暑天飲食衛生特別重要，我們必須養成良好的飲食衛生和個人衛生習慣。不要買變質的食品原料。

膳食最好現做現吃；生吃瓜果要清洗消毒；在做涼菜時，應加蒜泥和醋，既可調味，又能殺菌，還有增進食欲的作用。

(4)暑天最宜清補

在飲食滋補方面，熱天應以清補、健脾、去暑化濕為原則。肥甘厚味及燥熱之品不宜食用，而應選擇清淡、具有滋陰功效的食品，如鴨肉、蝦、

鯽魚、瘦肉、食用菌類（香菇、蘑菇、平菇、銀耳等）、薏米等。

此外，還可進食綠豆粥、扁豆粥、荷葉粥、薄荷粥等「解毒藥粥」，它們具有一定的驅暑生津功效，而且味美可口。

另外，在高溫環境下，人體內蛋白質代謝加快，能量消耗增多，因此蛋白質的供應必須酌量增加，可多食魚類、瘦肉、雞肉、蛋、奶和豆製品等優質蛋白質食品，以滿足盛夏肌體代謝的需求。

同時，為增進食欲，在飲食製作方面應力求烹調可口，注意食品色彩及種類的增加和變化，亦可適量選用一些辛香類調味品。

除了以上所講的幾條飲食原則外，炎炎夏日還應多吃寒性蔬菜、水果。中醫認為，夏季對人體影響最重要的因素就是「暑濕」之毒。暑濕侵入人體後會導致毛孔張開，過多出汗，造成氣虛，還會引起脾胃功能失調、消化不良。

因此，一般人在這個季節很容易「上火」，特別是一些氣血旺盛的人，食用過多的熱性水果甚至會失眠。而剛剛做完手術或正在發燒、發炎的病人，尤其不要食用熱性水果。

從中醫營養角度來講，水果可以分為寒性和熱性兩大類。通常，一些

「火氣」較旺的人新陳代謝旺盛，交感神經敏感，排汗也多，容易患口腔潰瘍或便祕，經常吃寒性水果可以幫助降火排毒，但過量食用寒性水果則會導致氣虛和脾胃不適。

所以，氣虛體弱的病人在食用寒性水果時更要謹慎。

通常，我們食用的寒性水果有香瓜、西瓜、芒果、柿子、梨、香蕉、柚子等；溫熱性水果則包括荔枝、石榴、龍眼、榴槤、杏、椰子、櫻桃等。

夏季氣候炎熱，病菌繁殖生長快，影響身體健康的因素多。

下面列出夏季生活中的八個「最佳」，可供參考。

(1)最佳調味品——食醋

酷夏天氣炎熱，出汗多，多吃點醋，能提高胃酸濃度，幫助消化和吸收，促進食欲。醋還有很強的抑制細菌能力，短時間內即可殺死化膿性葡萄球菌等，對傷寒、痢疾等腸道傳染病有預防作用。

夏天人易疲勞、困倦不適，多吃點醋，很快會解除疲勞，保持充沛的精力。

(2)最佳蔬菜——苦味的菜

夏季氣溫高，濕度大，因此往往使人精神萎靡、倦怠乏力、胸悶、頭昏、

食欲不振、身體消瘦。

此時，吃點苦味蔬菜大有裨益。中醫學認為，夏季暑盛濕重，既傷腎氣又困脾胃，所以人會感覺不舒服。而苦味食物可透過其補氣固腎、健脾燥濕的作用，達到平衡肌體功能的目的。

現代科學研究也證明，苦味蔬菜中含有豐富的具有消暑、退熱、除煩、提神和健胃功能的生物鹼、胺基酸、苦味素、維生素及礦物質。

苦瓜、苦菜、萵筍、芹菜、蒲公英、蓮子、百合等都是佳品，可供選擇。

(3)最佳湯餚——番茄湯

夏令多喝番茄湯既可獲得養料，又能補足水分，一舉兩得。

番茄湯（燒好待冷卻後再喝）中所含番茄紅素有一定的抗前列腺癌和保護心臟的功效，最適合於男子。

(4)最佳肉食——鴨肉

切莫以為夏季只宜吃清淡食物，其實，夏季照樣能進補，關鍵在於選對補品。鴨肉不僅富含人在夏天急需的蛋白質等養料，而且能防疾療病。

其奧妙在於鴨屬水禽，性寒涼，從中醫「熱者寒之」的治病原則看，特別適合體內有熱、易上火的人食用。

鴨與火腿、海參共燉，燉出的鴨汁善補五臟之陰；鴨肉同糯米煮粥，有養胃、補血、生津之功效，對病後體虛者大有裨益；鴨同海帶燉食，能軟化血管、降低血壓，可防治動脈硬化、高血壓、心臟病；鴨肉和竹筍燉食，可治痔瘡出血。

(5)最佳飲料——熱茶

夏天離不開飲料。在炎炎夏日，首選的既非各種冷飲製品，也不是啤酒或咖啡，而是極普通的熱茶。

茶葉中富含鉀元素（每一百克茶水中鉀的平均含量分別為綠茶十．七毫克，紅茶二十四．一毫克），既解渴又解乏。據英國專家的試驗證實，熱茶的降溫能力大大超過冷飲製品，乃是消暑飲品中的佼佼者。

(6)最佳營養素——維生素E

維生素可以讓你平安度夏，當然，最佳選擇非維生素E莫屬。德國科學家強調，人在夏天會遇到三大危險，即強烈的日照、臭氧與疲勞，而維生素E可以將這三大危險降到最低程度。

維生素E在麥芽、麩皮麵包、胡桃泥、乳製品等食物中含量較多，夏天可多進食些這類食物。

必要時，可酌量服用維生素E的藥丸，每天十五～六十毫克足矣。

(7)最佳開胃食品——薑

常言道：冬吃蘿蔔夏吃薑，不勞醫生開藥方。也許有人會問，冬吃蘿蔔能保暖防寒、溫中健胃，而炎炎夏日為何還要吃性味辛辣的生薑呢？原來，夏日食薑與人們的夏日生活習慣和生薑的多種藥用作用有關。

炎炎夏日，人體受暑熱侵襲而出汗過多，消化液分泌減少，而生薑中的薑辣素卻能刺激舌頭上的味覺神經和胃黏膜上的感受器，透過神經反射促使胃腸道充血，增強胃腸蠕動，促進消化液的分泌，使消化功能增強。除此之外，它還能刺激小腸，使腸黏膜的吸收功能增強，從而產生開胃健脾、促進消化、增進食欲的作用。因此，夏日食薑可明顯增進人們的食欲。

(8)最佳補品——人參

炎熱的夏天，人體在高溫的刺激下，新陳代謝加速，能量消耗增加，睡眠減少，食欲下降，體質受到影響。

對於高溫缺乏適應能力的人，人參正是抗禦暑邪的佳品。只要舌苔不是白膩，或厚膩，或黃膩，或有熱度的話，就可以服參進補，這是夏季增加抵抗力最有效的辦法，稱之為「伏補」。

特別是那些在冬天寒冷季節容易發作慢性病的患者，如支氣管炎、哮喘等病人，夏季服用人參可以扶正固本，提高肌體的免疫功能，預防冬季慢性病的發作，產生冬病夏治的作用。

但是，夏天服用人參要有選擇，一般可選用生曬參、西洋參、皮尾參。此類人參的藥性比較平和，對一般病人、年老體弱者較為適合。

那些實熱症而正氣不虛的病人，則不應服用人參。

55 燥秋飲食原則

秋天氣候的主要特點是乾燥，空氣中缺少水分，人體也同樣缺少水分，因而秋天是呼吸道、心腦血管疾病的高發期，特別是感冒、流感、支氣管炎等病的高發季節。

中醫認為，中秋是氣候轉換的分界點。中秋之前算早秋，一過中秋，天氣明顯轉涼，早晚溫差大，人體新陳代謝漸緩，尤其老人、小孩，抵抗力弱，容易感冒、咳嗽。

除了上呼吸道生病外，有些人甚至會產生腹瀉、便祕等腸胃功能失調的症狀。

造成這些疾病的原因是「秋燥」。不同於夏天雨水多，濕度高，秋天的氣候飲食以乾爽、燥氣為主。這種氣候表現在身體上的症狀多是發炎、腫痛。如果肺氣太強，容易口乾舌燥、乾咳、喉嚨痛；如果肺氣過強，容易傷肝，產生虛火、肝火。

這一季節，我們必須經常給自己「補液」，以緩解乾燥氣候對於人體的傷害。

多喝水，尤其是鹽水和蜜水，就成了我們對付「秋燥」的一種有效手段。

多喝鹽水和蜂蜜水

秋季氣候的特點是燥，這對人有直接傷害，其中以肺為最。在乾燥的秋季，如果我們光喝白開水，水分進入人體後，很快就會被蒸發掉或排出體外，因此並不能完全抵禦「秋燥」帶給我們的負面效應。

對付「秋燥」，我國古代醫學家為我們提供了一條最佳的飲食良方：「朝朝鹽水，晚晚蜜湯。」

換言之，喝白開水，水易流失，若在白開水中加入少許食鹽，就不那麼容易流失了。這種方法與我們現代醫學中的給病人補充生理鹽水是一個道理。

白天喝點鹽水，晚上則喝點蜜水，這既是補充人體水分的好方法，又是秋季養生、抗拒衰老的飲食良方，同時還可以防止因秋燥而引起的便祕，真是一舉三得。

及時進補

「春夏養陽，秋冬養陰」，從養生角度看，秋季是很關鍵的。秋季是由夏季往冬季過渡的過程，此時進補，不僅對人體適應秋季氣候變化、保

證秋季健康有重要的意義，而且為「冬藏」做好了準備。

盡管秋季是進補的黃金季節，但不恰當的進補方法不僅收不到預想的效果，有時還會損害健康。

大量臨床實例告誡人們，秋季若不注意進補原則、方法和補品的選擇，盲目「亂補」，不但於健康無益，反而可能致病。

秋季進補有六忌：

(1)忌多多益善。

任何補藥服用過量都有害，「多吃補藥，有病治病，無病強身」的說法是不正確的，過量進補會加重脾胃、肝臟負擔。

在夏季裡，人們由於喝冷飲、食凍品，多有脾胃功能減弱的現象，這時候如果突然大量進補，會驟然加重脾胃及肝臟的負擔，使長期處於疲弱的消化器官難於承受，導致消化器官功能紊亂。

(2)忌以藥代食。

重藥物輕食物的做法是不科學的，藥補不如食補，許多食物也是好的滋補品，如多吃薺菜可治療高血壓；多吃蘿蔔可健胃消食，順氣寬胸；多吃山藥能補脾胃。日常食用的胡桃、芝麻、花生、紅棗、扁豆等都是進補的佳品。

(3)忌越貴越好。

每個人的身體狀況不同，與之相適應的補品也就不同，價格昂貴的補品如燕窩、人參之類並非對每個人都適合。

每種進補品都有一定的對象和適應症，應以實用有效為滋補原則。有些人認為價格越高的藥物越能補益身體，人參價格高，又是補藥中的聖藥，所以服用的人就多。

其實，濫服人參會導致過度興奮、煩躁激動、血壓升高及鼻孔流血。

(4)忌只補肉類。

秋季適當食用牛羊肉進補效果好，但經過夏季後，由於脾胃尚未完全恢復到正常功能，因此過於油膩的食品不易消化吸收。

另外，體內過多的脂類、糖類等物質堆積還可能誘發心腦血管病。因而，秋季食補中不應忽視蔬菜，它可以為人體提供多種維生素和微量元素。

(5)少吃生菜、沙拉等涼性食物

秋天裡，要想保護脾胃，最好多吃些易消化的食物，少吃生菜、沙拉等涼性食物。尤其應避免瓜果，因為「秋瓜壞肚」，如西瓜、香瓜易損脾

胃陽氣，所以不妨適量吃些蘋果、柿、柑橘、梨、葡萄和龍眼。

(6)不宜食用過於油膩或辛辣的食品

秋天氣溫乾燥，人容易上火，所以要少吃辛辣食物，這些食品包括辣椒、花椒、桂皮、生薑、蔥及酒等。

當然，將少量的蔥、薑、辣椒作為調味品，並無大礙，但不要常吃、多吃。

秋天氣候乾燥、燥氣傷肺，如常吃辛辣的生薑，更容易傷害肺部，加劇人體失水、乾燥。

在古代醫書中出現過這樣的警示：「一年之內，秋不食薑；一日之內，夜不食薑。」看來，秋天不食或少食生薑以及其他辛辣的食物，早已引起古人的重視，是很有道理的。

56 寒冬飲食原則

冬季氣候寒冷，受寒冷氣溫的影響，人體的生理功能和食欲等都會發生變化。

因此，正確地調整飲食，保證人體必需營養素的充足，才能提高人們的耐寒能力和免疫功能。

冬季是飲食進補的最好季節，民間有「冬季進補，開春打虎」的諺語。以下是冬季飲食應該注意的事項。

(1)要有豐富、足夠的營養

冬天的寒冷影響著人體的內分泌系統，使人體的甲狀腺素、腎上腺素等激素的分泌量增加，從而促進和加速了蛋白質、脂肪、碳水化合物三大類熱源營養素的分解，以增強肌體的禦寒能力，這就會造成人體熱量散失過多。

因此，冬天補充營養應以增加熱能為主。

冬季的膳食中應多補充產熱營養素，如碳水化合物、脂肪、蛋白質，以提高肌體對低溫的耐受力。

除此之外，還應該著重考慮補充富含蛋白質的食物，如瘦肉、雞鴨肉、雞蛋、魚、牛奶、豆類及其製品等。

目前，含澱粉的糖類仍是我們攝取熱量的主要來源，但在嚴寒的冬天，糖類往往因滿足不了人體對熱量的需要而容易造成肌體衰退和抗病能力低下，引發感冒、哮喘、氣管炎等舊病復發。所以，冬天的日常膳食，可適當增加些「肥甘厚味」的食品。

體質偏弱而無嚴重疾病的人，則可以根據自己身體的實際情況，適當選用一些藥食兩用的食品，如紅棗、薏仁、花生仁、核桃仁、黑芝麻、蓮子、山藥、扁豆、桂圓、山楂等，再配合營養豐富的食品，就可達到禦寒進補的目的。

(2)補充維生素和無機鹽

冬天蔬菜的數量少，種類也比較單一，人體往往容易缺乏維生素，如缺乏維生素A、維生素B，特別是缺乏維生素C，並因此導致不少老人發生口腔潰瘍、牙齦腫痛、出血等症狀。

因此，在冬季，婦女和老人應增加無機鹽和維生素的攝入，尤其是保證鈣和鐵有充分的供應。維生素A能增強人體的耐寒力，可多吃些富含維生素A的肝臟、胡蘿蔔、南瓜、白薯等食物；維生素C可提高人體對寒冷的適應能力，對血管具有良好的保護作用，所以應注意攝取新鮮蔬菜和水果。

醫學研究證實，人怕冷與飲食中無機鹽的缺少很有關係。專家建議，冬季應多攝取含根莖的蔬菜，如胡蘿蔔、百合、山芋、藕及青菜、大白菜等，因為蔬菜的根莖裡所含無機鹽較多。

冬季進補禦寒，如忽略了人體本身的生理耐寒力，而一味依賴食物禦寒，過多地食用高熱量高脂肪的食物和酒類等，容易引發和加重心血管病。因此，冬天應繼續維持適當的體育運動，如打太極拳、散步、打球等，這樣可促進新陳代謝，加快全身血液循環，增強胃腸道對營養的消化吸收，真正達到食而受益的目的。

冬季飲食調養四宜

(A) 宜粥食。古代養生家多提倡深冬喝些熱粥，《飲膳正要》中認為，冬季宜服羊肉粥，以溫補陽氣。如若在白米粥中加點紅棗、小紅豆後食用可使人感覺週身溫暖，精力倍增。

(B) 民間有冬至吃小紅豆粥、臘月初八吃「臘八粥」、臘月二十五吃「八寶粥（飯）」的習慣。

(C)宜溫熱之品，以取陽生陰長之義，故冬季宜吃牛羊肉、桂圓肉、棗、蛋、山藥、豬血、糯米、韭菜等。

(D)宜堅果之品。冬日應多吃點核桃、板栗、松子、花生、葵花子、芝麻、黑豆、黑米等。

冬季飲食調養四忌

(A)忌生冷食物。

冬天氣候寒冷，切忌吃黏硬、生冷的食物，尤其是老人、小孩，更應吃熟食、熱食。

因為生食冷食不易消化，會損傷脾胃。

(B)忌食苦寒的食物。

苦味之物能泄，易傷陽氣，擾亂閉藏之氣，有損脾胃；大寒之物，易引起腹瀉。但也不宜食用大熱的食物，因為多吃大熱的食物，易生內熱；熱傷胃陰，也會損害脾胃。

(C)忌飲烈酒。

冬天可適當飲低度酒，最好飲葡萄酒。但只能少飲，多飲有傷脾胃。

也不要喝過熱的飲料，否則易造成廣泛的皮膚黏膜損傷。

(D)忌過多食用橘子。

橘子是含熱量較大的水果，一次性過多食用，不論大人還是孩子，都會導致「上火」，出現口舌乾燥、咽喉腫痛等症狀。

因此，橘子不宜食用過多，若已「上火」，可用海帶五十克，洗滌後切碎，煎水代茶飲，可以「去火」。

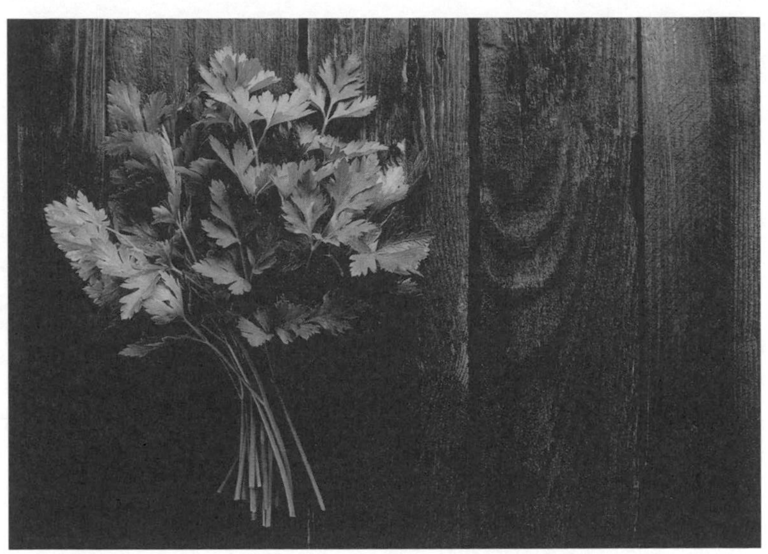

下篇、飲食的營養

下篇、飲食的營養

01 注意家庭飲食營養衛生

如果家庭衛生條件比較差，無防塵、防蠅、防鼠和低溫保藏設備，容器用器不潔，生熟食品不分，則食品尤其是飯極易被蠟樣芽孢桿菌所污染。

要知道蠟樣芽孢桿菌中有的菌株能產生一種腸毒素，腸毒素可分為不耐熱和耐熱兩種。不耐熱腸毒素在各種食品中都可產生，可引起腹瀉型腸炎。耐熱腸毒素常在飯類食品中形成，能引起嘔吐型胃腸炎。

為避免它的污染，必須做好預防工作：

做好家庭防蠅、防鼠、防塵工作。

在食用剩飯以及其他熟食品前必須高溫加熱，一般應達到一百度C，保持二十分鐘。

忌食用已發現有酸味變質的澱粉類食品。但注意的是由該菌引起的中毒食品大多沒有腐敗變質現象，在進行感官檢查時除飯有時微有發黏以外，或者稍帶異味，大多數食品都可表現為完全正常的感官性狀。

吃的食物要盡可能做到不剩或少剩，剩飯應在淺盤中攤開，快速冷卻，存放在陰涼通風處，並加以覆蓋。一般存放的時間不宜太長，最好不要過夜。

02 小心這些含有毒素的食物

在經常接觸到的蔬菜、瓜果中，有的美味可口，有的營養豐富，尤其是在各種新鮮果蔬大量上市的季節，人們甚至每天都在食用，而由此引發的食物中毒事件也頻頻發生。

原來，有些蔬菜和水果本身含有天然毒素，食用方法不當就會導致人體中毒。

因此，在食用的時候尤其要小心這些「毒品」。那麼究竟有哪些食物含有天然毒素呢？下面我們就將生活中常見的含有毒素的食物做一個簡要羅列。

(1)未熟的番茄

我們知道，未熟的番茄呈淡青色，這種番茄含有一種叫龍葵鹼的毒性物質，又叫茄鹼，食用後人體會出現噁心、嘔吐、頭昏、流涎等中毒症狀。所以不宜生吃，即使要食用，也需經過烹製、加工。成熟的番茄可以生吃。

(2)發芽的馬鈴薯

發芽的馬鈴薯含有的有毒物質和未熟的番茄一樣，食用後會使人中毒。但是，人體表現的症狀有所不同，進食發芽的馬鈴薯後，人體首先感到咽喉和口腔騷癢，上腹部疼痛、噁心、嘔吐、腹瀉。症狀較輕的可在停食後一～二小時自癒，重者有反覆嘔吐症狀，造成失水、發高燒、呼吸困難、瞳孔散大、昏迷、抽搐，嚴重的還會中毒死亡。

(3)新鮮黃花椰菜

新鮮的黃花椰菜含有一定的秋水仙鹼，這種物質進入人體並經氧化後能產生有毒物質，人食用後會引起類似急性腸胃炎等疾病，發病症狀一般是在食用後一小時內出現。醫院檢查時，容易造成誤診。

經過食品廠加工處理的黃花椰菜或乾黃花椰菜都無毒。

(4)藍紫色紫菜

紫菜是一種營養豐富的菜餚，但一定要避免食用藍紫色的紫菜。若紫菜呈藍紫色，說明紫菜在海中已經被有毒物質污染，即使蒸煮也不能去毒，切忌食用。

(5)豆類

豆類如四季豆、鮮蠶豆、花豆、白腰豆等都含有天然毒素，尤其是四季豆和鮮蠶豆。豆類的主要有毒成分是皂甙和胰蛋白?抑制物，應謹慎食用，千萬不要生吃。

這類毒素引起的反應症狀是噁心嘔吐、腹瀉等，通常在人體進食一～三小時後有明顯反應。

如果人體內缺少某種酶，又食用了鮮蠶豆，會引起過敏性溶血綜合症，即全身乏力、貧血、黃疸、肝腫大、嘔吐、發熱等，若不及時搶救，會因極度貧血而死亡。

花豆所含的毒素會刺激消化道黏膜，並破壞消化道細胞，降低其吸收養分的能力。如果毒素進入血液，還會破壞紅血球及其凝血作用，導致過敏反應。

有研究發現，煮至八十度C未全熟的豆類毒素反而更高，因此豆類必須煮熟煮透後再吃。

(6)隔夜菜（茶）

隔夜菜會產生很多硝酸鹽，人食用後即轉化為對人體有害的亞硝酸鹽，從而引起中毒，尤其是小白菜、菠菜、韭菜等。製作晚餐菜餚時要有計劃，不要過多，吃不完就倒掉，不要因為節約一點食物而影響身體健康。

此外，茶葉經過長時間的浸泡也會產生亞硝酸鹽，因此切勿飲用隔夜茶。

(7)醃鹹菜

醃製的鹹菜中含有大量的致癌物質亞硝酸鹽，食用不當會導致其大量進入人體，從而對人體健康造成嚴重危害。

適合食用的鹹菜，其醃製時間一般為三個星期，因為在鹹菜醃製的第一個星期，亞硝酸鹽的含量生成到最高峰，一個星期後開始逐漸降低。因此，食用的鹹菜一定要醃透，並在食用的時候加一點醋就更好了。

(8)佐料

佐料幾乎是所有美味佳餚必不可少的一部分，可佐料使用不當，不但會影響菜餚的味道，有的還會不利於人的身體健康，甚至導致中毒。

如大料、茴香、桂皮等佐料都含有一種叫黃樟素的毒性物質，這種物質在體內能改變組織細胞的遺傳功能，而且它們都有一定的誘變性，會使病菌和毒素發生突變，對人體健康構成威脅，因此在烹調時要慎用這類佐料。

(9)存放過久的南瓜

南瓜含糖量較高，易鮮食用。

如食用存放過久的南瓜，其瓜瓤會進行自然氧化，產生酒味，這種化學變化難以發現，吃後就會引起中毒，表現為頭暈、瞌睡、全身疲軟，嚴重的還會上吐下瀉。

因此，食用存放過久的南瓜時，一定要精心檢查，表皮爛了或切開後有異味，如散發出酒精味等，說明已變質，嚴禁食用，以防中毒。

(10)竹筍

竹筍內的毒素主要是一種叫生氰葡萄糖?的物質，這類有害物質進入人體後，會導致喉道收緊、噁心、嘔吐、頭痛等，嚴重者甚至死亡。

通常情況下，人體在進食後數分鐘內就會出現中毒症狀。食用時應將竹筍切成薄片，徹底煮熟。

(11)鮮木耳

鮮木耳含有一種光感物質，人食用後會隨血液循環分布到人體表皮細胞中，受太陽照射後，會引發日光性皮炎。這種有毒光感物質還易於被咽喉黏膜吸收，導致咽喉水腫。

腐爛變質的白木耳會產生大量的酵米麵黃桿菌，食用後胃部會感到不適，嚴重者可出現中毒性休克。

(12)水果的種子及果核

水果的種子及果核中的毒素同竹筍相同，這類水果有蘋果、杏、梨、櫻桃、桃、梅子等，雖然這類水果的果核或種子含有毒素，但是水果的果肉沒有毒性。值得注意的是，在兒童吃食的時候，最好把水果核去掉。

(13)毒蘑菇

在雨過天晴時採摘新鮮的蘑菇來食用，易引起毒蕈中毒，所以來路不明的菇類最好不要食用。一般超市中的食用菌是人工栽培的，是可食用的，可以放心購買。

(14)河豚魚

河豚魚中的有毒物質稱河豚毒素，若未將毒素除淨就會引起中毒。河豚魚中毒多發生在日本、東南亞和華人地區，多數由誤食引起。河豚毒為毒性最強的非蛋白神經毒素，〇·五毫克可以毒死體重為七十公斤的人，所以要注意辨別以防誤食。

(15)貝類

某些有毒藻類（如甲藻類）寄生在貝類上，人食入貝類後毒素被迅速釋放，引起人麻痹性貝類中毒。所以要避免吃被有毒藻類污染的貝類，防止中毒。

(16)魚類

青皮紅肉的魚（如沙丁魚、金槍魚等）活動能力強，肌肉系統較發達，肌肉中含較多組氨酸。組氨酸在不良的儲存條件下，受到富含組氨酸脫羧?的細菌污染後，使魚肉中游離組氨酸脫羧基形成組胺，引起中毒。

03 細心識別食物的新鮮度

新鮮食品能反映出食品的特有風味和可貴品質。對於新鮮性要求很高的一些鮮活商品，如水產品、肉類、蛋類、奶類以及蔬菜、水果等，新鮮程度不僅會直接影響到風味和營養，還會影響到有害物質的含量。

如新鮮蔬菜存放時間越長，其中硝酸鹽含量就越高（硝酸鹽在人體內會合成致癌物亞硝胺）；肉食品及水產品存放過久會變質。因此，在購買食物時，除了要看清楚生產日期和保存期限外，還要查看實物。

(1)識別新鮮蔬菜

蔬菜種類繁多，情況千差萬別，為了使識別方法具有可操作性和實用價值，下面對新鮮程度要求較高的幾種蔬菜進行重點介紹。

按照對新鮮程度要求的不同，可把蔬菜分為食葉類蔬菜和食果類蔬菜。在食葉類蔬菜中，小棵菜（如雞毛菜、豆苗、茼蒿等）的新鮮度要求最高。

這類新鮮蔬菜應碧綠挺拔，富有光澤。此類蔬菜的新鮮與否，關鍵在於水分的充盈度。對此蔬菜經營者也十分清楚，他們總是不停地向菜葉上噴水，力求延緩其萎蔫過程，並希望已經失水萎蔫的葉子能夠吸水復元。

靠灑水保持「新鮮」的葉菜，盡管看上去依然是挺拔的，好像頗具幾分生氣，但仔細觀察，你就會發現壯齡葉的葉尖依舊是萎蔫的，不可能恢復到新鮮挺拔的狀態。

同時，萎蔫後再複水的葉菜光澤減退，並有水漬狀褶痕和斑塊。

同食葉類蔬菜一樣，食果類蔬菜也免不了要失水。菜豆失水從「嘴部」（豆莢先端）開始，「嘴部」萎縮的菜豆證實幾天前已經採下。

不新鮮的毛豆浸過水後，豆莢的顏色會變得深些，但不易辨認。如果能剝開豆莢，你就會發現，沒有浸水的新鮮毛豆，豆粒被種衣（種子周圍白色膜狀物）包裹著，而浸過水的毛豆，豆粒會與種衣脫離。

絲瓜是新鮮程度要求最高的果菜之一。識別的標準主要有兩條，

一是新鮮的絲瓜全身白色茸毛完整無缺；

二是拿到手裡硬邦邦的。剛採下不久的嫩絲瓜含水量在百分之九十四左右，所以新鮮的絲瓜總是硬的。

新鮮程度差的絲瓜，就會因失水而變得疲軟。吃絲瓜時要先去皮，即除去果實表層的角質層，如果買到疲軟的絲瓜，去皮就非常麻煩。

(2) 辨別新鮮肉製品

首先看看新鮮豬肉與變質豬肉的區別。新鮮豬肉外表面有層微乾或微濕潤的薄膜，呈淡紅色，有光澤，切面稍潮濕而無黏性，具有鮮豬肉正常的氣味。

新鮮豬肉的脂肪呈白色，具有光澤，有時呈肌肉紅色，質地緊密且富有彈性，用手指按壓凹陷後會立即復元。

如果是變質豬肉，表面薄膜極度乾燥或黏手，呈灰色或淡綠色，發黏並有黴變現象，切面也呈暗灰色或淡綠色，很黏，肉汁嚴重渾濁，不論在肉的表層還是深層均有腐臭氣味。

變質豬肉由於自身被嚴重分解，組織失去原有的彈性而出現不同程度的腐爛，用手指按壓後凹陷不能復元，有時手指還可以把肉刺穿。變質豬肉的脂肪表面污穢，有黏液，黴變，呈淡綠色，脂肪組織很軟，具有油脂酸敗的氣味。

當然，購買肉食品時，還應該注意「注水肉」。注水後的肉比較濕潤，肌肉表面有水淋淋的亮光，若是凍結後的肉，切面能見到大小不等的冰晶，用手指按下的凹陷很難恢復，手觸無黏性。

用衛生紙或吸水紙貼在肥瘦肉上，用手緊壓，待紙濕後揭下來，用火柴點燃，若不能燃燒，則說明肉中注了水。

(3)識別魚類的新鮮程度

魚類的識別方法主要是觀全身、辨魚鰓、看魚眼。新鮮的魚全身鱗片完整，且不易脫落，而放置過久的魚則與之相反。

鮮魚的魚鰓光滑細膩，如果魚鰓呈紅色或灰色，且表面粗糙，則是不新鮮的。

此外，魚鰓雖正常，但如若其眼睛渾濁失去光澤，眼球明顯向外突起，這也證實是存放很久了。

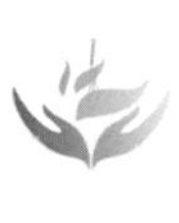

04 選購蔬菜要強化「綠色意識」

同建築、交通等行業一樣，「安全第一」的原則同樣適用於食品業。購買食品，更要把安全性放到第一位。

現代工業給社會帶來的一個最大問題，就是環境的污染，這不可避免地殃及食品，其中污染最嚴重的要數我們常常吃到的蔬菜。

蔬菜污染從性質而言，主要是生物污染和化學污染；從污染途徑而言，主要表現為體表附著性污染（農藥及潑澆動物糞尿時的細菌、病毒、寄生蟲卵等都會附著在蔬菜的葉、莖上）和蔬菜體內污染。

所以，在日常生活中，我們要認清各類可能受到污染的蔬菜，購買時注意選擇，以減少污染物對人體的危害。

為了身體健康，我們在購買蔬菜時應選擇污染較少的，千萬不可淡化「綠色意識」。

要想選擇污染少的蔬菜，先得清楚蔬菜究竟易受哪些污染：

(1)農藥污染

蔬菜是一個龐大的植物群，其中生產和消費較為普遍的約有七十～

八十種。在這些蔬菜中，蟲害有多有少，農藥的施藥量以及隨之而來的污染程度也輕重不一。

大家知道，有的蔬菜「喜歡」生蟲，如屬於十字花科的白菜類、甘藍類、芥菜類和根菜類蔬菜，所以在蔬菜的生長期間，人們不得不多次噴灑農藥以殺滅害蟲，農藥污染當然嚴重。

而傘形花科蔬菜如胡蘿蔔、芹菜、香菜等，菊科的萵筍、生菜、茼蒿等，由於極少生蟲而很少噴灑農藥，污染自然要輕得多。

所以在選購蔬菜時，要選購那些有蟲但不多的蔬菜，因為相對於特別「乾淨」的蔬菜，這類蔬菜的農藥污染要少很多。

(2)生物污染

所謂生物污染指的是果蔬被細菌、病毒、寄生蟲卵等病原體污染。這種污染主要是指人們在蔬菜生長期間，將未經無害化處理的人或者牲畜的糞便潑澆在蔬菜上，從而造成的生物污染。

想識別這類污染蔬菜，最好的方法就是看植株的高矮，因維生物污染的輕重與植株高矮有密切關係。塌地生長的蔬菜像生菜、薺菜、菠菜、香菜等，由於這類蔬菜的植株本身較矮，人們在澆潑動物糞尿時很容易澆在

蔬菜的葉子上，因而污染相當嚴重。

蔓性蔬菜如黃瓜、絲瓜、豆角、番茄等，通常需要用支柱或棚架栽培，供人們食用的果實常遠離地面，潑澆糞尿時很少波及，所以這類蔬菜的生物污染要輕得多。

對於塌地生長的蔬菜，在烹製菜餚前用水浸泡後用流水清洗即可。加工時要煮熟燒透後方可食用，避免生食（如香菜等不宜生食），從而迴避生物污染對人體健康產生影響。

(3)化肥污染

化肥污染主要指化學有機磷農藥、氮肥（如尿素、硫銨）等施用量超標引起的污染，表現為蔬菜體內硝酸鹽超量積聚、有機磷殘留。硝酸鹽在人體消化道內會形成致癌物質亞硝胺。

各種蔬菜富集硝酸鹽的能力差別很大，有的甚至相差十幾倍。

果蔬的這類污染較難識別，通常情況下，以營養體如根、莖、葉為食用部分的蔬菜污染較重，以生殖體如花、果、種子為食用部分的蔬菜污染較輕。

還有一部分蔬菜對這類污染具有天然的抵抗力，如番茄、辣椒、西瓜、黃瓜、香菇等，所以這類蔬菜不存在化肥污染。容易遭受化肥污染的蔬菜有菠菜、葉用芥菜等。

在日常生活中，避開這類污染的途徑是盡量選擇以生殖體為食用部分的蔬菜，如瓜類、茄果類、豆類、食用菌等，去皮食用。

盡量少吃以營養體為食用部分的蔬菜，如根菜類、莖菜類、葉菜類等，或浸泡三十分鐘、經流動水清洗後食用。

05 果蔬豈能如此清洗

無論是蔬菜還是水果，都要經過水洗後方可食用。我們知道，水果果皮上（如草莓、蘋果）的蟲卵是看不見的，倘若水果不洗淨就吃，就容易受到細菌的感染，進食後會引起腹痛、腹瀉、下痢、嘔吐，甚至導致細菌性痢疾等各種不適症狀。

在現實生活中，不少人對清洗蔬菜和水果存在這樣那樣的錯誤認識，殊不知這樣做並不正確：

(1)用鹽水洗不用清水洗

很多時候，有不少人認為，用鹽水浸泡才能有效清洗掉果蔬上的細菌，事實並非如此，有專家指出，用鹽水清洗的效果並沒有想像中那麼好。

鹽水洗只能除去果蔬表面的部分有害物質（如農藥），效果與清水其實並沒有什麼差別。對部分脂溶性有害物質而言，鹽水清洗效果還不如清水。

而且如果鹽分控制不當，鈉離子就會滲入果蔬，造成日常飲食鹽分攝入過量。

另外，長時間的鹽水浸泡還可能導致果蔬細胞脫水，並使果蔬中的維生素B群、礦物質等溶解於水，造成營養物質大量流失。

還有些人習慣用鹼性水（例如淘米水、小蘇打水等）來清洗果蔬。這樣雖然可以分解部分有害物質（如農藥），但有些物質在鹼性條件下分解後的產物，可能提高其本身的毒性，使其毒性更強。

專家指出，清水是清洗果蔬的最好選擇。如果是去皮後食用的果蔬，應用流動水沖洗二～三遍後去皮食用。不能去皮的，先用流動水沖洗二～三遍，接著浸泡十分鐘，最後再用流動水沖洗二～參遍。準備生食的，還要用飲用水再清洗一遍。

在用流動水沖洗時，果蔬位置低於水龍頭十五～二十公分，這樣，水的衝擊力較強，能增強清洗效果。

(2)先切菜後沖洗

有些人洗蔬菜，習慣於切碎後用水沖洗或搓洗，以為這樣才能洗乾淨。其實不然，這種做法是極其錯誤的。

蔬菜在地裡生長的時候受著來自各方面的污染，如水的污染、土壤化肥的污染、農藥的殘毒污染、空氣灰塵等污染。因而，洗菜是非常必要的。

但是將菜切好後再用水沖洗或搓洗，切口處會有大量的汁液流出。蔬菜的汁液中含有許多維生素、礦物質以及其他對人體有益處的營養素，這些有益物質含在蔬菜的葉肉細胞外層，很容易被水溶解，尤其是維生素C、胡蘿蔔素、葉綠素等損失更大。

(3)把水果爛掉的部分削掉再吃

有些人吃水果時，習慣把水果爛掉的部分削掉再吃，以為這樣就比較衛生了。

然而，專家認為，即使把水果上面已爛掉的部分削去，細菌的代謝物也已經透過水果內的汁液感染到了其他部分，甚至微生物已開始繁殖，其中的黴菌可導致人體細胞突變而致癌。

因此，水果只要是已經爛了一部分，就不宜再吃。

06 清除蔬菜中殘存農藥的方法

有關專家指出，在葉菜類中，每一片葉子都可能接觸過農藥，因此殘留量較高；金針菜、花椰菜、韭菜花等花部的蔬菜，其農藥的殘留量與葉類菜相差不多。

表面有蠟質的蔬菜，容易吸收親脂性農藥，如茄子、青椒等；就連可口的嫩玉米棒子，其中也可能含有強效農藥，因為玉米抽穗時農民要噴藥消滅玉米螟蟲害。對這些污染人們都應當加以防範。

那麼，怎樣將殘存在這些蔬菜裡的農藥清除掉呢？

簡單來說，應採取煮、泡、洗、削皮等辦法來清除。比如對青椒、花椰菜、嫩玉米、芹菜等，在下鍋烹調之前可預先煮一下，倒掉煮菜水不要，這樣可以將百分之七十以上的殘存農藥清除掉。

對於韭菜、小白菜、菠菜、豆類等，在洗去泥之後可用清水浸泡一～二小時撈出，浸泡時在水中放上一湯匙小蘇打或一粒黃豆大的鹼；撈出之後要好好沖洗幾遍。

對於金針菜、韭菜花等花類蔬菜，也可放在水池中充分沖洗，然後再

用鹽水或鹼水泡洗一次，即可徹底清除其殘留農藥。

對於蘿蔔、馬鈴薯、黃瓜、冬瓜之類的蔬菜，當然是用削皮來清除其殘存農藥，削皮之後最好再用清水漂洗一次。

07 汙染少的蔬菜

在市場上選購蔬菜時，必須了解各種蔬菜被農藥污染的情況，這樣才能保證食用蔬菜的安全。

野菜含有豐富的營養，一般沒有污染。如薺菜、馬齒莧、掃帚苗、龍鬚菜等，其蛋白質含量大都比一般蔬菜高百分之二十，礦物質達幾十種。它們在野外生長，無須人工施肥，不需灑藥除草。

蔬菜中也有施用農藥較少的，這些蔬菜或抗蟲力較強，或生長在冬季蟲少季節，如高麗菜、生菜、芹菜、番茄、菠菜、韭黃、韭菜、辣椒等。

部分生長在泥土中的蔬菜，如鮮藕、馬鈴薯、芋頭、冬筍、蘿蔔、蒜頭、大頭菜等，一般不施農藥，即使施用了農藥，由於在泥土中生長，殘留農藥也被泥土吸收分解。

人工培育的食用菌及人工培育的各種豆芽菜（無根豆芽除外），無農藥污染，因為它們在生長和培育中很少有施用農藥的現象。無根豆芽是未經衛生部門批准的一種用化學物質催生的蔬菜，食用後不利於健康。

目前，白菜、空心菜等葉類植物施用的農藥較多。特別在夏天無雨或少雨的時候購買，應先聞一下有無農藥味，是不是絕對無蟲眼；有農藥味或絕對無蟲眼、極少有蟲眼的蔬菜，很可能有殘留農藥，不宜購買。如果選購，應在食用前做進一步的去毒清洗。

08 毒魚的鑑別

由於種種原因，農藥會流入溝渠河塘，把魚類毒死，被農藥毒死的魚類吃不得。怎樣來鑑別呢？

正常的魚死後，其腰鰭緊貼肚子；很容易拉開魚的嘴巴和鰓蓋；魚鰭的顏色呈鮮紅色或淡紅色；蒼蠅很容易來叮咬。

被農藥毒死的魚類，其腰鰭是張開的，並且很硬；嘴巴緊閉，不容易被拉開；魚鰭的顏色呈紫紅色或黑褐色；蒼蠅很少叮咬。

當然，為了安全起見，還是盡量購買活魚。

09 瘟豬肉和病豬肉的識別

識別瘟豬肉首先要看其皮膚。若是瘟症而死的豬，豬皮上有大小不一的血點，有的還有出血性斑塊。如果皮膚被剝去了，在脂肪和腱膜上也可以發現有血點，出血現象是瘟豬的最主要特點，尤其是豬的內臟更為明顯。其次看骨髓。

正常豬的骨髓是無色液體，如果是瘟豬，其骨髓多呈黑色。

病豬肉也要注意識別。患有結核病的豬，其各部淋巴結會有腫大；患有丹毒症的豬，皮膚上有灰色或紅色隆起的塊疹；患有口蹄疫的豬，其心臟脂肪變形，呈虎皮狀斑紋，要留心才能發現。

口蹄疫是可以傳染給人的，因此一定要多加小心。

10 肉食中殘留農藥的清除方法

近年來，人們發現市場上出售的豬肉、羊肉和牛肉中，有些也存在著殘留農藥的問題。怎樣將這些殘留的農藥除去呢？

當我們把肉類食品從市場上買回後，應該仔細用鼻子嗅一下有無異味。如果想放心的話，不論有無異味，都可以採取以下方法來盡可能地將其中的殘留毒物去除：

將肉食炸到橙黃色時再進行其他形式的正常烹調，可將農藥殘毒減少百分之十～百分之四十；用高壓鍋蒸煮十分鐘，可使肉中的殘留農藥減去百分之六十，當然不一定非要蒸煮這麼長的時間。

總之，對肉食加溫加熱然後去水，會大大減少農藥的有效成分；適當地添加一些醋和酒類，也可以產生減少殘留農藥的作用。

11 魚、肉不宜反覆冷凍

鮮魚鮮肉中的細胞膜和原生質中的水分，在超過冰點以下的低溫環境下可迅速結凍成冰晶，從而使肉保鮮。

然而，有些人將一次吃不完的魚、肉反覆冷凍，這種做法是非常有害的。

魚和肉在解凍以後，細胞膜已嚴重破壞，若再進行冷凍，則不僅不能保藏水分，反而更容易腐敗變質。

魚和肉在解凍以後，已缺少水分的參與，再次冷凍會使肉中的營養成分喪失，口感降低。

在反覆冷凍的魚和肉中，還會產生一種強致癌物質，反覆的次數越多，致癌物質的生成量也就越多。

因此，凍魚凍肉一次吃多少解凍多少，一經解凍應盡快食用。

千萬不要反覆冷凍。

12 動物內臟不宜炒吃

許多人喜歡吃炒的動物肝、肺、腸、肚、腎等內臟，這種方法很不衛生。動物內臟如肝、腎、肺、肚、腸等是「藏汙納垢」的地方，常被多種病原微生物污染，也是各種寄生蟲的寄生部位。

內臟不易炒熟炒透，將內臟炒著吃，難以殺死病菌和寄生蟲。如果吃了未炒熟的動物內臟，感染疾病的機會便大大增加，危險性也就多了幾分。

研究發現，牛、馬、驢、騾、豬、雞、鴨等動物，常是B型肝炎病毒的感染者、攜帶者和傳播者。B型肝炎病毒有著較強的抵抗能力，在六十度C的溫度下燒煮四小時，仍安然無恙，有時中等濃度的消毒劑也不能將其致於死地，一般在煮沸十分鐘後才能被殺滅。因此，動物內臟不應當炒著吃。

動物內臟的最好烹製辦法是長時間高溫高壓燜煮，使其徹底煮爛煮透，將寄生蟲、病菌和蟲卵殺死，然後再食用，以消除病從口入的隱患，避免食後致病。

就豬肝來說，很多人喜歡吃炒豬肝，而且將豬肝炒得很嫩，甚至帶著

血絲就吃，認為這樣才鮮嫩可口。豬肝中含有多種營養物質，尤其富含維生素A和微量元素鐵、鋅、銅等，是虛弱和貧血患者的良好補品。

但肝臟是解毒器官，人體吸收產生的有毒物質經過肝臟，毒性就會被解除。動物肝臟不可避免地要攜帶一些有毒物質的代謝物，還可能混有混合飼料中的有毒物質。同時，肝臟也是一個營養庫，有一些寄生蟲喜歡居住在肝臟，吸取營養物質，完成自身的生命發育過程。

例如，肝吸蟲等寄生蟲可寄生在肝臟內，對它們的清除，只靠洗泡是難以徹底的。

顯然，豬肝並不是什麼「乾淨」之物。如果只顧嫩炒可口，炒的時間很短，這樣吃是非常危險的，很可能將沒有殺死的某些病原體或寄生蟲卵吃入人體中。

小火也不能有效地分解豬肝中的有毒物質。如要想炒動物內臟的話，火一定要大一些，以確保食用安全。

13 別把冰箱當「櫥櫃」

當今社會，幾乎所有的家庭中都有冰箱或冰櫃，尤其是城市家庭中，冰箱的普及率更高，毫無疑問，電冰箱給人們的生活和飲食帶來了許多便利。

但是在現實生活中，有不少人都把電冰箱當成「櫥櫃」，什麼食物都往裡存放，這樣做無疑是極不正確的。

我們知道，電冰箱主要存放兩類食品：一是在常溫下容易腐敗變質的食物，如宰殺後的生雞、鴨、魚及其他肉食品，可放入冷凍室內。二是新鮮的蔬菜和飯菜，可用薄膜包裹後放入冷藏室內。

但是不論是生肉製品還是熟食製品，都有一定的存放時間。

有些人認為把食品放入電冰箱就不會變質，因而在電冰箱內存放了幾天的熟食取出後不經加熱就食用。殊不知，冷藏雖可抑制細菌的生長繁殖，使食品在一定時間內保持其原有的風味和鮮度，但並不能徹底殺死細菌，何況腸道桿菌的耐寒力很強，低溫並不能把它殺死。

低溫條件下，細菌只是被抑制了生長繁殖，一旦溫度適宜，便會迅速

復甦且仍可繁殖。

值得特別注意的是，有些食品不應放入冰箱中，如鮮雞蛋、鮮蔬菜、牛奶等。據科學家測定，鮮雞蛋蛋殼上的微生物污染相當嚴重，有些還帶有沙門菌等致病菌，這些微生物大都可以在低溫下生長繁殖。

而冰箱貯藏室溫度四度C）不僅不能抑制微生物的生長繁殖，還容易對冰箱中的其他食品造成污染。

此外，人們還喜歡把新鮮蔬菜放入冰箱冷藏，特別是芹菜、小紅蘿蔔、鮮菇、番茄等蔬菜。這樣做是不正確的，因為這類蔬菜（當然也包括其他蔬菜）中含有一種鮮為人知的細菌——小腸菌，會給人的健康帶來危害。

小腸菌的生命力非常旺盛，能在四度C以下繁殖。這樣，冰箱的冷藏室就為小腸菌的繁殖提供了一個理想的場所。此外，像蘿蔔、番茄，若加工成塊或切成絲、片冷藏後，還會大大增加小腸菌的含量。

因此，購買這類蔬菜時要適量，即買即食，最好不要放入冰箱冷藏。

還有，冰箱中不宜冷凍牛奶。有不少人一時喝不完，為防受熱變質，冬天就把牛奶放在陰涼處，夏天就放在冰箱內冷凍。

然而，這樣做會使牛奶的營養受到損害。營養學家指出，鮮牛奶是不易保存的食品，對存放的溫度、時間有著嚴格的要求。

消毒過的牛奶存放的溫度為三～六度C，存放時間不能超過十二小時。如果高於這個溫度就容易變質，因為牛奶富含許多營養，而這些營養無疑是細菌的天然培養基。低於這個溫度，牛奶的營養價值就要受到影響。

尤其是溫度過低結冰後，牛奶中所含的蛋白質、脂肪和乳糖會出現明顯的分層不均現象，乾酪素呈微粒狀態分散於牛奶中。而在飲用時經加熱後，蛋白質變性引起凝固沉澱物，從而失去原有的味道，液汁呈水樣，營養價值降低，維生素A可損失百分之三十左右。

不宜在冰箱儲存的食品還有乾果、乾菜、糕點、罐頭等，這些食品在常溫下不易變質。

同時香蕉、鮮荔枝、黃瓜、番茄、火腿、巧克力等放進冰箱反而會影響食品的品質和風味。

所以，電冰箱存放食品要有所講究，不能把冰箱當成存放東西的儲藏地，亂加存放。

14 廚房用具有禁忌

日常飲食中，人們非常注重廚房餐具的乾淨與否，其實對於餐具的選用，也需要講究使用方法，也就是說，有很多用具不宜盛放、煮食某些食物，或者某些用具需要特殊的方式清洗等等。

這裡，我們著重談談廚房裡用具有哪些值得注意的禁忌：

(1)忌用烏柏木或有異味的木料做菜板

烏柏木含有異味和有毒物質，用它做菜板不但污染菜餚，而且極易引起嘔吐、頭昏、腹痛。

因此，民間製作菜板的首選木料是白果木、皂角木、樺木和柳木等。

(2)忌用油漆或雕刻鐫鏤的竹筷

油漆筷子既美觀漂亮，又容易洗滌，很得人們的青睞，然而油漆對人體是有毒的。油漆一般由油脂、基質、有機溶劑、充填劑和苯料加工而成。

常用的溶劑有苯、二甲苯、丁醇、丙酮等物質，這些溶劑不僅有毒而且在常溫下能夠揮發，溫度越高，揮發得越快。這些有毒的溶劑可透過呼吸道進入人體的肺部，還可透過皮膚、口腔黏膜的接觸進入人體體內。

(3)忌用各類花色瓷器盛作料

作料最好以玻璃器皿盛裝。花色瓷器含鉛、苯等致病、致癌物質，隨著花色瓷器的老化和衰變，圖案顏料內的化學物質對食品產生污染，對人體有害。

(4)洗刷餐具別迷信洗潔精

有些人對洗潔精特別鍾愛，不論洗碗、刷碟都要用洗潔精，對洗潔精的過於迷信使人們忽視了洗潔精的殘留。

雖然洗潔精中的殘渣微粒進入人體的數量極微，但日積月累的積聚，可引起結腸炎、胃腸炎和消化系統功能失調及受損等症狀。

很多時候人們感到胃腸不適時，常常歸結為吃了不潔的食物，其實很可能就與洗潔精殘渣積存過多有關。

此外，日本科學家曾指出，使用洗潔精的人皮膚易乾燥粗糙。

15 正確的餐具消毒方法

人們洗餐具的方法很多。有人把餐具放在盆裡洗；有人先用洗潔精洗，再用自來水沖淨；也有人用自來水邊沖邊洗。

洗完後，有人用抹布把餐具擦乾，也有人把水瀝乾就將其放在櫃子裡，等下一餐使用時再用自來水沖一下或用開水燙一下，以為這樣做就萬無一失了。

其實這樣做還遠遠不夠。有科學檢測顯示，在洗淨的餐具中，大腸菌群的檢出率為百分之五十八左右，說明即使是洗淨的餐具，仍有許多細菌存在；抹布的大腸菌群檢出率為百分之五十左右，說明用抹布擦乾洗淨的餐具，會導致再次污染。

正確的做法是：先用熱水對餐具進行去汙處理，再用流水反覆過淨，然後進行消毒。目前，餐具的消毒方法有以下幾種：

(1)煮沸消毒

這是最古老、最有效的方法。但需要注意的是，高溫消毒要真正達到效果必須具備兩個條件：

一個是作用的溫度。

另一個是作用的時間。

因為很多細菌（如常引起急性腹瀉的大腸桿菌、沙門氏菌、志賀氏菌、霍亂弧菌、蠟樣芽孢桿菌等）要經一百度C高溫作用一～三分鐘或八十度C加熱十分鐘才能死亡。加熱溫度如果低於八十度C，即使加熱三十分鐘後，這些細菌仍可存活。

此外，某些細菌對高熱有更強的抵抗力，如炭疽芽孢等。如果作用溫度和作用時間不足，只能殺死極少數微生物，並不能保證殺死大多數致病性微生物。

(2)蒸汽消毒

在鍋內加蒸格消毒，依靠鍋中水燒開後產生的蒸汽來殺滅細菌，俗稱隔水蒸。此法要等水燒開後繼續燒十分鐘才有效。

(3)藥物消毒

可用於餐具消毒的藥物很多，必須選擇有政府許可的。可按使用說明中的比例配置消毒液，水量以浸沒待消毒的餐具為宜，消毒浸泡時間約五分鐘。

(4)洗碗機消毒

洗碗機是一種清洗、消毒一體機，方便實用。必須注意的是，水溫一般應保持在八十五度Ｃ左右，沖洗消毒時間在四十秒，這樣才能保證消毒效果。

(5)消毒櫃消毒

消毒櫃有臭氧和遠紅外等種類。將餐具放入消毒櫃，打開按鈕，十五～二十分鐘後關機冷卻即可。

當然，採用何種方法對餐具進行消毒，應根據每個家庭的具體條件而定。需要注意的是，消毒後的餐具如果存放不當，仍有受到細菌污染的可能。

所以，最好是把餐具放在不銹鋼等清潔的櫃內，當然櫃子必須經常清洗。消毒櫃可兼作保潔櫃，而一般木櫃則很難保證餐具不受細菌污染，因此，餐具消毒以在使用前進行為宜。

有一些人雖然也對餐具進行消毒，但由於方法不正確，所以很難達到消毒效果。

例如有人以為消毒水濃度越高消毒效果就會越好，其實這樣的想法是錯誤的。消毒水的濃度過高，易在病菌表面形成保護膜，反而殺滅不了病菌，且會刺激人的口腔、鼻腔黏膜，使呼吸道受損，反而容易感染病原體。同時濃度高的消毒液中氯的揮發速度快，具較強的腐蝕性，濃度過高會對肌體產生刺激，造成中毒。

因此，一定要按說明書的配比配製消毒水。

還有些人以為酒也能產生消毒作用，索性就用酒消毒碗筷，而且在日常生活中此種情況很常見。

殊不知，醫學上用於消毒的酒精度數為七十五度，而一般高粱酒的酒精含量多在五十六度以下，而且高粱酒畢竟不同於醫用酒精。

所以，用高粱酒擦拭碗筷，根本達不到消毒的目的。

16 防止食油酸敗變質的方法

食用油發生酸敗變質後，其油比原來色淺，渾濁，黏度增大，還可聞到一種特殊的「哈喇味」，吃上去有異味，又苦又辣。

為了防止油脂變質，家庭貯存油脂可採用下列一些措施：

(1)貯存時間不宜過長

食用油貯存的時間不宜太長，最好是當月買、當月吃。新買的油可以暫時存放起來，先把以前買的油吃完，這樣可以避免存放時間過長。

(2)選用合適的容器

為了防止食油變質，最好是用深色的瓶子作為貯油的容器，如棕褐色或深藍色的，這樣就可以避光或減少光線的透入，避免使用無色透明的瓶子。

食油最忌用金屬容器存放，而要用瓦缸、罐或玻璃瓶盛裝。據有關資料介紹，鐵、銅、錳、鎳、鉛和鋁等金屬，都具有加速油脂氧化酸敗的催化作用，特別是銅原子對促進油質酸敗作用最強。

塑膠中的增塑劑也能加速油的酸敗。

容器在使用之前一定要洗淨，待乾燥後再行貯油，封口必須嚴密。否則，容器中的水分和雜質與外界進入的水分、微生物和空氣就會發生黴變，從而使油脂酸敗加速。

(3)放在陰涼通風處

油瓶最好放在背光的陰涼通風之處，或放在櫃子裡，避免光線直接照射，同時還應距爐灶遠一些，不要使它受熱。因為油脂除怕潮濕外，還怕陽光和高溫。這是因為陽光可以促使油脂酸敗，高溫能使油脂氧化反應加速。

裝油的容器必須乾淨、乾燥，封口要好。平時用油和貯備用油容器應分開，以減少貯備用油的蓋子開啟次數，如能貯滿最佳（瓶內空氣存量最少）。

(4)簡單加工處理

可按四十：一的比例往油中加入熱鹽，可產生吸收水分的作用，能使油保持色清味香。

將少量食油和花椒共加熱至出香味，冷卻後倒入容器食油中，搖晃均勻。這樣不僅可以使保存的時間延長，而且還能增加食油炒菜時的香味。

17 醬油的選擇、食用和貯存

購買、食用和貯存醬油必須講究方法，只能這樣，才能充分攝取其營養，發揮其調味的功能。

(1)掌握好購買關鍵

注意品質，選擇食用衛生醬油。好的醬油氣香味鮮，呈紅褐色，有光澤，不渾濁，不發黑，無雜質。不合格的醬油有一種怪味，發黑，渾濁，有浮膜或雜質，味道不正，帶有苦、酸、澀、黴等氣味，檢驗可發現變形桿菌、大腸桿菌等。

如果用這種醬油直接蘸餃子、拌涼菜吃，就很可能會感染疾病。

(2)掌握好食用關鍵

醬油是生活中常用的調味品，食用醬油一般應先經過加熱煮沸，然後晾涼備用。如果直接將生醬油加到飯、菜裡，通常會把醬油表面滋生的有害微生物吃入肚內，對人體造成危害。

另外，也不宜將醬油過早地倒入菜鍋內長時間蒸煮。醬油放在鍋內高溫久煮，溫度過高，加熱時間過長，就會破壞醬油內的胺基酸，糖分焦化變酸，營養價值降低。

正確的做法是：適當地在菜將要出鍋時加入一定數量的醬油，略經烹炒後，即可出鍋，既能保持醬油的營養價值，又能產生調味作用。

(3)掌握好貯存關鍵

嚴格地說，盛放醬油的容器應該洗淨、控乾，不可讓生水混入；不可將醬油油瓶、桶放置在爐台、暖氣附近等溫度高的地方，也不可放置在陰暗潮濕的不潔淨處。否則，醬油表面容易產生一層由產膜酵母菌形成的白膜。

這種有害微生物的滋長，會降低醬油濃度，使其香氣消失，酸味增加，鮮味大為減弱。這種醬油必須經紗布過濾後，再經煮沸才可食用。

為了防止醬油長黴，除了放置涼爽、清潔、通風處外，還可以採用下面這種做法：在醬油表面滴上一些香油或加幾瓣大蒜，隔斷醬油與空氣的接觸即可。

18 七個最容易忽略的衛生細節

(1)忌用塑膠容器長期盛放食物

有些家庭和餐廳的廚房裡，喜歡用塑膠容器長期存放食油、牛奶、高粱酒等食物。其實這種做法很不衛生。

大家知道，塑膠是一種高分子化合物，主要成分是聚乙烯，並由許多單體聚合而成，在製造過程中加入了一定量的增塑劑、穩定劑和色素等。據分析，許多塑膠單體、增塑劑、穩定劑、色素對人體健康有一定的損害。

聚乙烯塑膠是一種有機物，是由許許多多乙烯單體聚合而成的，當遇到脂溶性有機物之後，時間一長，塑膠中少許乙烯單體就會被緩慢溶出，人食用乙烯單體對身體極為不利。

聚氯乙烯塑膠長期接觸食油、高粱酒則可溶出增塑劑，對人體有害，而且，聚氯乙烯單體也有致癌作用。

同時，聚乙烯塑膠的透明度大，也經不起自然界的「剝蝕」，易老化變質。因其透明度大也會受到紫外線的作用，以及氧氣的「腐蝕」，會產生異味。

比如，用聚乙烯塑膠桶存放食油，因聚乙烯也可移溶於食油中，從而使食油出現蠟味，影響食品的感覺性狀。

據實驗測得，用塑膠瓶盛裝高粱酒存放一年，溶解在酒中的乙烯單體含量可達二十ppm，即一公斤的酒中含有二十毫克的乙烯單體。

醫學研究還證實，空氣中乙烯單體濃度達到○．五ppm時，可使人出現頭暈、頭痛、噁心、食欲減退、記憶力下降、失眠等症狀，還可能導致貧血。

因此，一般不宜用塑膠瓶盛裝食油或酒類，塑膠容器只可短期存放食油或在旅途中臨時使用。存放食油、酒類的容器，應選用玻璃、陶瓷容器。如用玻璃容器盛油，應選用深色玻璃製品，以免光照影響食油品質。

此外，用塑膠容器盛牛奶，在日光燈的照射下，不僅損失維生素，而且喝起來還有一股紙的味道，牛奶變味率高達百分之七十五，而貯存在紙盒裡的牛奶變味率僅有百分之二。如將裝有牛奶的塑膠容器在燈光下照射二十四小時，牛奶中的維生素C幾乎全部損失，維生素B2也有損失。

(2)勿用金屬器皿放鹽、醬油、醋

金屬器皿（尤其是不銹鋼金屬）容易和電解質發生化學反應。長時間

用金屬器皿存放食物，一旦起化學反應，就會使有毒的金屬元素溶解出來，這樣就容易中毒。

另外，不銹鋼是由鐵鉻合金再摻入鎳、鉬、鈦、鎘、錳等微量金屬元素製成的。它雖然亮麗、耐腐蝕，但一旦其中的微量元素在人體內累積的數量達到一定的限度後，就會危害健康。盛放鹽、醬油、醋等，最好用陶器或者玻璃製品。

(3)忌用保溫瓶裝啤酒、牛奶或沏茶

有人常把散裝啤酒、牛奶裝在保溫瓶裡，用保溫杯沏茶等，認為這樣既方便又保溫。其實這樣做是錯誤的。

保溫瓶長期存熱水，內壁會有一層水垢，其中含有鎘、鉛、鐵、砷、汞等多種有害物質。啤酒是一種酸性飲料，可以將上述有害物質溶解在啤酒裡，人如果飲用這種啤酒就容易中毒。

牛奶煮沸後也不宜盛入保溫瓶或保溫杯裡，因為當牛奶溫度降低後，牛奶中原來未被殺死的細菌或瓶（杯）內含有的細菌，就會在適宜的溫度下，將牛奶當成營養豐富的「培養基」大量繁殖，約二十分鐘就會繁殖一次，隔三～四小時，整個保溫瓶或保溫杯中的牛奶就會變質。

保溫杯沏茶也會對飲茶者造成危害。因為茶葉含有大量的鞣酸、茶鹼、芳香油和多種維生素，如果用保溫杯沏茶，使茶葉長時間浸泡在高溫、恆溫的水中，就如同在爐火中煎煮一樣，茶葉中的維生素會遭到破壞，這樣不但會使茶葉的營養價值降低，而且會使有害物質增多。如果人們經常飲用這種茶水，則會導致消化系統、心血管、視神經和造血系統多種疾病的發生。茶葉最好在茶壺中用七十～八十度C的開水沖泡，沖泡時間也不宜過長，最好是沖泡後立即喝。

(4)別用鋼絲刷子刷鋁鍋

當鋁鍋使用一段時間後，表面會變得灰黑暗沉，有些人便用鋼絲刷將其刷洗一遍。殊不知當鋁鍋用鋼絲刷擦洗之後，再用來裝食物或做菜，鋁鍋中的鋁容易溶解於食物中，使人在不知不覺中將鋁吃進了體內。

體內過多的鋁會妨礙人體的代謝功能，對人體構成危害，並抑制消化道對磷的吸收，使體內磷水準下降，進而影響鈣的吸收，破壞體內鈣、磷比例，出現骨骼、牙齒生長發育遲緩，老年人出現骨折、骨質疏鬆等症狀。

同時，鋁和其他化合物還可抑制胃蛋白的活性，使胃酸減少，消化功能紊亂。如果鋁進入腦組織中，還可引起大腦神經系統退化，智力減退，老年人還可能出現老年性癡呆，兒童則可能導致智力發育異常。

鋁鍋表面的灰黑色膜是一層保護膜，對人體並無危害，因而不必講究。如果非要除去鋁鍋上的黑跡，可用百潔布加去污粉，沾些水後，再蘸一些洗潔精，來回擦拭，就可以使色澤恢復光亮。

此外，剩飯剩菜也不宜用鋁鍋盛放，尤其是用來盛放過夜。鋁鍋的抗腐性較差，酸、鹼、鹽都可與鋁起化學反應。

一是可腐蝕鋁鍋，縮短使用壽命；

二是鋁鍋含有的金屬元素溶解出來，對人體產生危害。

當醬、醋、鹽、糖、酒菜、麵粉及其他酸性或鹼性食物放入鋁鍋過久，其中有些成分就會與鋁鍋內壁表面的氧化層發生緩慢的氧化反應，從而會腐蝕鋁製品，這樣的飯菜無疑對人體是有害的。

用鋁餐具盛食物，最好當天食用，當天洗乾淨。若長時間不用，可在鋁餐具上塗一層食用油，用塑膠包好，放在通風乾燥處。

(5)擦桌抹布應充分清洗消毒

有實驗證實，在家裡使用一週後的抹布，滋生的細菌數會讓你大吃一驚。如果在餐館或小吃攤，情況會更差。

因此，在用抹布擦飯桌之前，應當先充分清洗。抹布每隔三、四天應該用開水煮沸消毒一下，以避免因抹布使用不當而給健康帶來危害。

(6)洗淨的餐具或水果不必用毛巾紙巾擦拭

人們往往認為自來水是生水不衛生，因此在用自來水沖洗過餐具或水果之後，常常再用毛巾紙巾擦乾。

這樣做看似衛生，實則不然。乾毛巾紙巾上常常存活著許多病菌，而自來水大都經過嚴格的消毒處理，所以用自來水徹底沖洗過的食品基本上是潔淨的，可以放心食用，不必再用乾毛巾紙巾擦拭。

(7)不宜用白紙報紙包食物

白紙在生產過程中加用了漂白劑及帶腐蝕作用的化工原料，紙漿雖經過沖洗過濾，仍含化學成分，會污染食物。

用報紙來包食品則更不可取，因為印刷報紙時，會使用許多油墨及其他有毒物質，對人體危害極大。

19 少光臨街邊小吃攤

隨著生活水準的提高和生活節奏的加快，很多人習慣在外面吃飯或者買小吃，尤其喜歡到街頭小攤上吃燒烤、肉串、涼粉等，既解饞，又節約時間。

尤其是在夏季，城市的夜生活比較豐富，小吃更趨多樣。走在街上，麻辣湊臭豆腐、羊肉串、冷飲的叫賣聲此起彼伏，價格便宜，種類多樣，濃濃的香味更是吸引了許多人駐足。

然而，在享受這些「美味小吃」的時候，人們卻忽視了衛生問題，這不可避免地為身體健康埋下了隱患。有調查顯示，百分之六十以上的街頭食品不符合衛生標準。

在這裡，我們且不說食品本身的衛生與否，單是那不時飛揚的灰塵就給小吃攤增加了一種特別的「佐料」，甚至有些攤位設在垃圾箱旁邊，蟲蠅亂飛，有的小吃攤擺在臭水溝邊。

街邊小食攤大多是無證經營，缺乏必要的衛生條件，食品易受灰塵、廢氣等帶菌空氣污染，加上有的油炸食品原料來源不明，如果是夏季，食物在高溫天氣中又容易滋生細菌，人們吃了就可能感染疾病。

同時，這些攤位的從業人員多未經過健康體檢，若攜帶有傷寒、痢疾、B型肝炎等傳染性病菌，會給吃食者帶來極大的危害。

在小吃攤賣的食品中，還有一種麻辣燙食品很受年輕人喜愛，「入涮」的食物不僅種類繁多，而且味道也不錯，如各類蔬菜、海鮮等。殊不知，這些食物尤其是海鮮，在加工中通常會經過多次污染，吃後對人體健康非常不利。

有的攤販受利益的驅使，為了使海產品保存時間長一些，看上去新鮮，常常會使用國家禁用的工業鹼、福馬林等進行浸泡，而這些物質的毒性相當大，人食用後容易引起咽部、口腔、食道、胃腸道等不適及病變。

大量或經常食用被福馬林浸泡的海產品，會損傷人體的肝臟，甚至誘發癌變。

通常，用福馬林泡過的海產品除了韌性較大外，還可聞到一絲刺鼻的氣味。而小商販給魷魚等海鮮塗抹上麻辣調味品，將這些異味掩蓋了，所以不易被人察覺。

街頭的冷飲也不宜亂喝。在酷暑難擋的夏季，一些人難以抗拒「冰涼

飲料」的誘惑，但是，這些街頭擺放的冰涼飲料有可能是攤主自己製造的，自製汽水的口味和商場的沒有什麼區別，但衛生狀況卻可能有天壤之別。

街頭小食品對人體健康的危害是相當嚴重的。

所以，為了自身的健康，還是不要光顧街頭小吃攤。

20 眾人吃飯最好分盤而食

分盤而食在我國古已有之（大約是戰國時代），但是到了明清時代，眾人合吃的「會食制」完全取代了「分盤制」，並逐漸形成一種特有的民族飲食傳統，如今更是盛行。

每當節假日，人們大多喜歡三三兩兩到餐館「撮一頓」，或是親朋好友在家聚餐，又熱鬧又便於交流感情，其實這樣做不利於身體健康。

國外很多地方都有分盤而食的習慣，如新加坡、日本等。作為世界衛生城市的新加坡，人們在吃飯時，使用公筷、公勺非常普遍，無論是大型宴會還是小型聚會，分盤而食已經成為人們的一種生活習慣。

這種分盤意識的背後是較強的衛生意識和健康意識。

日本人也有分盤而食的習俗，有科學家分析說，這是日本人長壽的主要原因之一。日本人的分盤習慣是從小培養的，從二十世紀八十年代起，分盤而食在日本家庭已相當普及了。

其實，分盤不是目的，健康才是最重要的。分盤而食是一種安全、衛生的飲食方式。但在現實生活中，這種飲食方式並沒有受到我們的重視。

合餐共吃是我國傳統民俗文化最核心的一部分，我們吃飯講究氣氛，認為聚餐是一種情感交流的方式，吃則在次要。大家的筷子伸到一個盤子裡是團結友好、不分彼此的表現。

眾人團團圍坐，說說笑笑，熱熱鬧鬧，並且可以透過「敬酒夾菜、推杯換盞」來聯絡感情、協調人際關係或者談生意、切磋事宜、溝通思想等，否則這桌飯吃得就「沒勁」！

還有很多人認為，一起吃飯的都是自己的家人或朋友，天天在一起，沒有什麼不安全，如果分盤而食，大家都感覺好像有一層隔閡似的，影響熱鬧的氛圍。

有醫學專家指出，分盤可以預防、減少各種疾病的交叉感染機會，有效杜絕病從口入。傳染病之所以能夠形成流行病，傳播途徑非常關鍵，而食源性傳播是最易傳播的一種途徑。

例如某人唾液中或污染的雙手上帶有致病菌，這些致病菌有可能透過集體同桌用餐相互傳播，導致傳染病的發生。

A型肝炎病人用過的餐具、吃剩的食物都可能傳染肝炎病毒，如果和肝炎病人合用餐具，或吃肝炎病人吃過的食物，或在一個碗裡吃菜喝湯，都有可能透過飲食感染肝炎病毒；A型肝炎患者和E肝患者與其他正常人共餐，他們的唾液和其他體液，可以透過頻繁的相互夾菜、筷子相互接觸而導致肝炎病毒的傳播。

可以想像就餐時，大家相互夾菜，相互碰杯，是否有人患有傳染病，誰都不知道，導致病菌有可能就在這相互夾菜碰杯的過程中傳播。

如果其中一人是傳染病患者或病菌攜帶者，其用過的筷子、接觸過的食物，都有可能成為傳染疾病的源頭。

而分盤而食則可以有效阻斷共餐人員之間，相互傳播傳染病的危險。

21 連續炒菜須刷鍋

經常炒菜的人知道，在每炒完一道菜後，鍋底就會有一些黃棕色或黑褐色的黏滯物。

有的人連續炒菜不刷鍋，認為這樣既節省了時間，又不會造成油漬的浪費。

事實上，如果接著炒第二道菜，鍋底裡的黏滯物就會黏在鍋底，從而出現「焦味」，而且會給人體的健康帶來隱患。

科學研究證實，有機物在三百五十度C～四百度C時，可以轉化為苯並芘，最適宜轉化的溫度為六百度C～九百度C。

據測定，放置在炊具上無菜餚的鍋底溫度可達四百度以上。而菜餚一般是含脂肪、蛋白質一類含碳的有機物，燒焦後極易產生三，四苯並芘，這是一種強致癌物質。

當鍋底上的黏滯物連續加熱時，其苯並芘的含量就會增高，尤其烹調魚、肉之類的菜餚更為嚴重。

連續炒菜不刷鍋，所產生的苯並芘就會比刷鍋時增高。如果是魚、肉中構成蛋白質的胺基酸被燒焦，會產生Y-基甲基衍生物的物質，其致癌性要超過黃麴黴產生的毒素。

講究飲食衛生，就要養成「炒一道菜，刷一次鍋」的衛生習慣，注意徹底刷淨鍋底中的殘留物。

22 打包菜易引起胃腸疾病

用餐後打包展現了中華民族勤儉節約的傳統美德，但剩菜回鍋極易引起胃腸疾病。

蔬菜一般不要「打包」，這是因為，燒熟的蔬菜含有亞硝酸鹽，打包後經過一段時間的醃漬，亞硝酸鹽的含量會進一步增加。尤其是過夜的剩菜，經過一夜的鹽漬，亞硝酸鹽的含量會更高。而亞硝酸鹽經加熱後，毒性會增強，嚴重的還可導致食物中毒，甚至死亡。

澱粉類食品最好在四小時內食完。澱粉類食品如年糕等最多保存四小時，否則在沒有變味的情況下食用也可能引起不良反應，原因在於它們易被葡萄球菌寄生。

魚和海鮮的營養非常豐富，但也是大腸桿菌繁殖的溫床。打包拿走的海鮮在二十度C左右的溫度下經過六個小時，一個大腸桿菌就會繁殖為一億個。所以，剩魚帶回家後，再次食用必須徹底加熱。但即使經過加熱，細菌的毒素也不易被分解破壞。

貝殼類海鮮適合「打包」，但重新食用一定要重新烹飪，加熱時還要另加些酒、蔥、薑等佐料，不僅味鮮，而且具有殺菌作用。一些海產品如果放置時間久或疑為不新鮮，一定要用醋醃製十分鐘左右，以殺滅可能潛伏在其中的副溶血性弧菌，防止引起胃腸道不適。

此外，吃剩的食品打包後經過塑膠袋一捂，極易發生腐敗變質。有些食品看起來很好，其實已經「毒不可食」了。

在日常生活中，有些人比較節儉，有時將輕微變質的食物經高溫煮過後再吃，以為這樣做可以徹底消滅細菌。

醫學實驗證明，細菌在進入人體之前分泌的毒素是非常耐高溫的，不易被破壞分解。在一般情況下，透過一百度C的高溫加熱幾分鐘即可殺滅某些細菌、病毒和寄生蟲。但是對於食物中細菌釋放的化學性毒素來說，加熱就無能為力了。加熱不僅不能把毒素破壞掉，有時反而會使其濃度增大。因此，這種用加熱方法處理剩餘食物的方法是不可取的。

因此，我們千萬不要以為剩菜只要熱熱就行了，最好還是吃多少點多少。

23 不要食用反覆炸的油

在通常烹調中，加熱時間較短，溫度不高，不會對植物油和食物的營養價值造成太大的影響。但是在我們日常生活中，有些家庭往往反覆使用炸過食物的油或將炸食物所剩油中摻些新鮮的食油反覆使用，這種做法對人的健康非常不利。

各種食用油用來炸食品時，油的溫度會隨著加熱時間的延長而升高，研究證實，食油經高溫加熱後，一般會發生一系列的化學變化。高溫加熱可使油中的維生素胡蘿蔔素和維生素E等遭受到不同程度破壞。食油連續高溫加熱和較長時間地接觸空氣，很易變質。由於發生高溫氧化，還會破壞必須的脂肪酸，這種氧化比常溫時油脂酸敗的自動氧化要劇烈得多。

經過高溫處理的油脂，其熱能的利用率只有一般油脂的一／三左右。更為有害的是，食油經過反覆煎炸後，可使油脂中的不飽和脂肪酸發生熱裂解和熱聚合，產生許多脂肪聚合物，如丙烯醛之類的有毒物質，致使顏色變深（羰氨反應），黏度增加，持續起泡，發煙溫度下降，這叫煎炸油劣變。

據化驗顯示，如果多次反覆使用炸食物的剩油，並在空氣中曝露，就會分解變質，劣變油的必需脂肪酸和維生素基本被破壞，而且由聚合作用產生的二聚體、三聚體、多聚體等結構改變，構成大分子化合物，產生甘油脂二聚物等十二種有毒的非揮發性物質。

其中二聚體、三聚體有較強的毒性，經動物試驗發現，此種物質可使動物生長停滯，肝臟腫大，肝功能和生育功能發生障礙，甚至有致癌的作用。

所以油炸食物時不要放太多的油，一旦放多，剩下的食油與新鮮食油也不要混合多次反覆使用。食物加熱時溫度不要太高，加熱時間短暫，就不會產生太大的毒性，對營養價值的影響也不顯著。

有的家庭長期貯存炸過食物的油，並反覆使用，這對人的身體健康是非常不利的。在用油炸食物時，對食油溫度應非常注意，每次用油量應掌握好，應盡量避免反覆使用，以免損害身體健康。

另外，不可食用時間較長的老油。因為在老油中，部分有機物焦化後還會成為致癌物質。食用老油炸出的食品，會造成胃黏膜慢性損傷，甚至引起食物中毒。

24 不要進食野生動物

野生動物與人類共同維持著大自然的生態平衡。濫捕濫殺動物會直接或間接對人類造成不良影響，更不要說直接食用它們。

野生動物中，蛇是人們喜歡攝食的對象，研究人員對野生蛇進行解剖後發現，蛇皮和蛇肉中有大量的寄生蟲和蟲卵。

人們大都認為蛇肉中的寄生蟲經過高溫蒸煮後就會全部被殺死，其實不然。研究人員將皮下的寄生蟲清除掉，將蛇肉放入開水中高溫蒸煮，再把蛇肉中的寄生蟲取出放入類似於人體內環境的水液中，發現仍有少量的寄生蟲存活。

寄生蟲的繁殖力是相當強的。一旦寄生蟲進入人體，不但會導致營養不良。寄生蟲還會產生一些危害健康的有毒物質，造成各種疾病。不止是蛇，其他野生動物體內也含有大量的寄生蟲，因此還是不要進食野生動物為好。

25 不能喝的五種水

水對人類的生存發展有著重要的意義，人可一日無食但不可一日無水，但是並非所有的水都可以飲用，以下五種水在某種程度下會形成亞硝酸鹽及其他有毒有害物質，會危害人體健康，因此要特別注意。

(1)千滾水

千滾水就是在爐上沸騰了一夜或很長時間的水，還有電熱水器中反覆煮沸的水。這種水因煮的時間過長，水中不揮發性物質，如鈣、鎂等重金屬成分和亞硝酸鹽含量很高。如果長期飲用這種水，會使人的胃腸功能受到干擾，出現暫時腹瀉、腹脹；有毒的亞硝酸鹽還會造成肌體缺氧，嚴重者會昏迷驚厥，甚至死亡。

(2)老化水

俗稱「死水」，也就是長時間貯存不動的水。許多地方食道癌、胃癌發病率日益增高，據醫學家們研究，這可能與當地人長時間飲用老化水有關。有關資料證實，老化水中的有毒物質也隨著水貯存時間增加而增加。

(3)不開的水

人們在日常生活中飲用的自來水，都是經氯化消毒滅菌處理過的。氯處理過的水中可分離出十三種有害物質，其中氯仿、滷化烴還具有致癌、致畸作用。當水溫達到九十度C時，滷化烴含量會超過國家飲用水衛生標準，由原來的每公斤五十三微克上升到一百七十七微克。

(4)重新煮開的水

有人為了節水、瓦斯（氣），習慣把熱水瓶中的剩餘溫開水重新燒開再飲。但這種「節約」不足取。因為水燒了又燒，使水分再次蒸發，亞硝酸鹽會升高，常喝這種水，亞硝酸鹽會在體內積聚，引起中毒。

(5)蒸鍋水

家庭中蒸饅頭或蒸小菜的水叫蒸鍋水。這種蒸鍋水是不能喝的，也不能煮飯或燒粥。大家知道，水裡含有微量的硝酸鹽，當水長時間加熱，由於水分不斷蒸發，硝酸鹽的濃度相對地增加，而且它受熱分解就變成了亞硝酸鹽。亞硝酸鹽對人們的健康是極為有害的。

它能使人體血液裡的血紅蛋白變性，不能再與氧氣結合，進而造成人體缺氧。亞硝酸鹽還會導致人體血壓下降，嚴重時可引起虛脫。

26 不要用衛生紙擦水果

有人將餐具或水果用自來水沖洗過之後，再用衛生紙擦拭，以為這樣就乾淨了，實則不然。

目前，城市自來水大都經過嚴格的消毒處理，用自來水沖洗過的食品基本上是潔淨的。而許多衛生紙沒有進行很好的消毒，根本不能當作消毒巾。用這樣的衛生紙來擦拭碗筷或水果，不僅不能徹底弄乾淨，反而在擦拭過程中，會將更多的細菌帶到食物中去。

衛生紙一般是採用含有大量細菌的廢舊書、報打漿製作而成，經過消毒處理後，允許每一百克紙不超過六百個細菌。

據衛生防疫部門的檢驗結果證實，現在市面上使用的衛生紙有的並沒有進行徹底消毒，每一百克紙的細菌超過了六百個，有的根本就沒有消毒就進行銷售，衛生紙上含有大量的各種細菌。

許多人認為衛生紙「物美價廉」，但忽視了衛生紙的衛生，難免染上疾病，對健康造成危害。

27 不宜用紗罩罩食物

許多人常用紗罩罩食物，以防止蒼蠅污染食物，其實，這是一種不科學的方法。因為用紗罩罩上食物，蒼蠅雖然不直接接觸食物，但它可以停留在紗罩上，所留下的病菌和卵都可順罩隙落到食物上，從而對食物形成污染。

科學的方法是將食物放進帶有紗門的櫥櫃裡，並且紗門也應該定期進行消毒。

（END）

國家圖書館出版品預行編目(CIP)資料

醫生告訴您：簡易飲食與營養才能活得健康/柯友輝編著. -- 初版. -- 臺北市：華志文化事業有限公司, 2023.04
面； 公分. -- (醫學健康館 ; 28)
ISBN 978-626-97109-3-5(平裝)
1.CST: 健康飲食 2.CST: 營養

411.3 112001190

華志文化事業有限公司

系列／醫學健康館28
書名／醫生告訴您：簡易飲食與營養才能活得健康

編著 柯友輝醫師
執行編輯 簡煜哲
美術編輯 楊雅婷
封面設計 王志強
文字校對 陳欣欣
企劃執行 張淑勤
總編輯 吳志文
社長 楊凱翔
出版者 華志文化事業有限公司
電子信箱 huachihbook@yahoo.com.tw
地址 116台北市文山區興隆路四段九十六巷三弄六號四樓
電話 0937075060
總經銷商 旭昇圖書有限公司
地址 235新北市中和區中山路二段三五二號二樓
電話 02-22451480
傳真 02-22451479
郵政劃撥 戶名：旭昇圖書有限公司（帳號12935041）

出版日期 西元二〇二三年四月初版第一刷
書號 C228

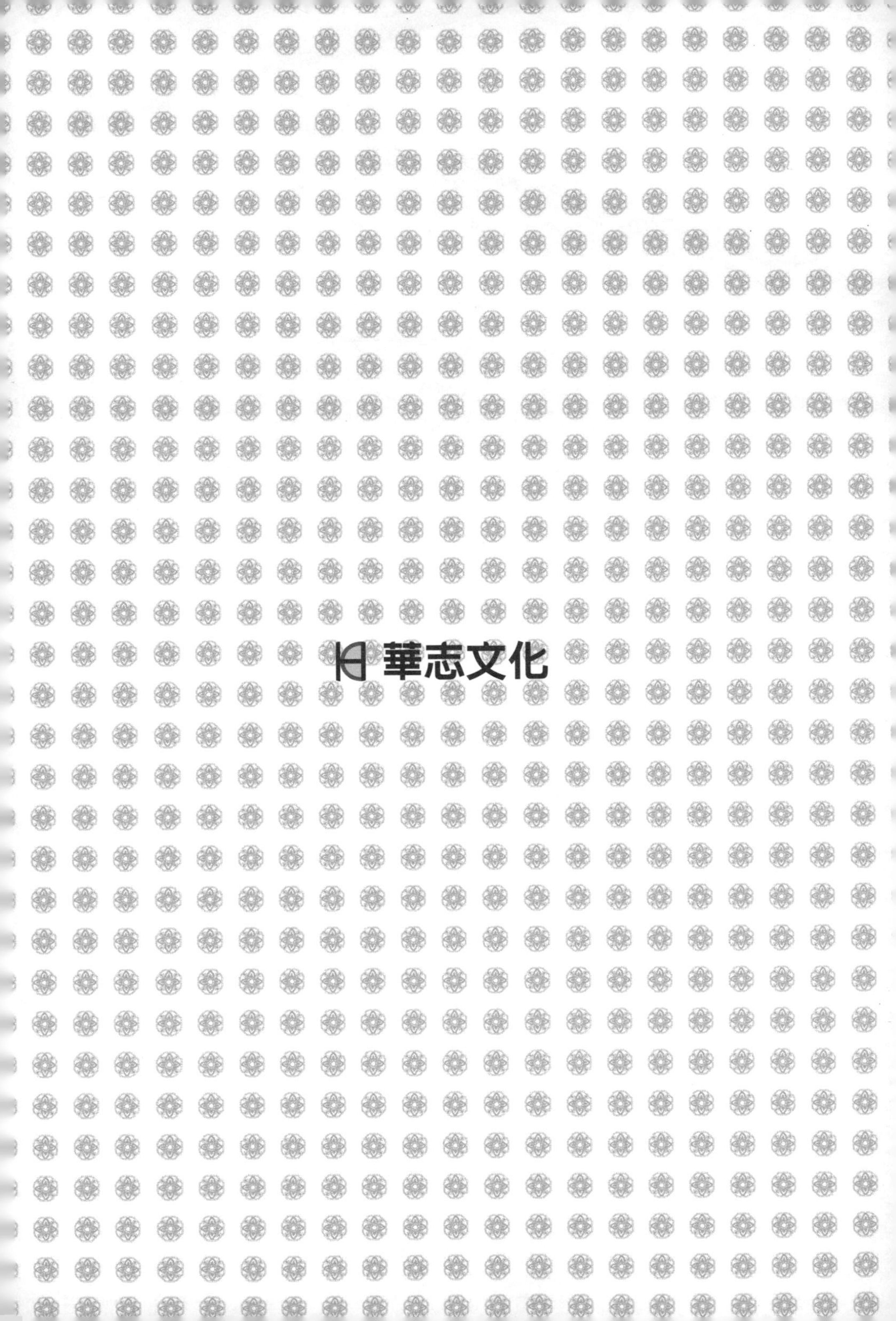
華志文化